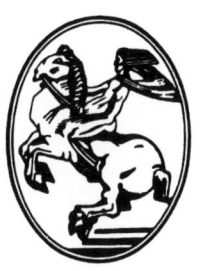

E. Frank · H. Zitter

Metallische Implantate
in der Knochenchirurgie

Werkstoff · Verarbeitung
Operationseinsatz

Springer-Verlag

Wien New York 1971

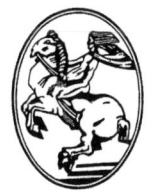

Chefarzt Dr. ERICH FRANK
Facharzt für Unfallchirurgie
Allgemeine Unfallversicherungsanstalt, Landesstelle Wien

o. Prof. Dipl.-Ing. Dr. HERBERT ZITTER
Institut für Allgemeine und Analytische Chemie
Montanistische Hochschule Leoben

Mit 95 Abbildungen
im Text und auf einer Farbtafel

ISBN-13:978-3-7091-8262-8   e-ISBN-13:978-3-7091-8261-1
DOI: 10.1007/978-3-7091-8261-1

Vorwort

Die Knochenchirurgie, vor allem die der Extremitäten, hat sich nach dem zweiten Weltkrieg durch die Osteosynthese gewandelt. Die Verbreitung des operativen Vorgehens erfolgte teils aus dem Bestreben, neue Heilverfahren zu finden, teils aber auch infolge mangelnder Beherrschung der konservativen Knochenbruchbehandlung.

Mit dem Trend zur Osteosynthese stieg der Bedarf und die Herstellung von Implantaten. Ein Großteil dieser Implantate wurde allein aus der chirurgischen Empirik entwickelt und nach den dabei gewonnenen Erfahrungen verbessert. Innerhalb dieser Entwicklung kam es auch zu vielen Mißerfolgen, sowohl iatrogen durch falsche Indikation und mangelhafte Operationstechnik als auch bei den Implantaten durch ungeeignete Werkstoffe und falsche Formgebung.

Rückblickend kann man feststellen, daß die Entwicklung der Implantate zu keinem befriedigenden Abschluß gekommen ist, weil dieses Problem von den Chirurgen nicht rechtzeitig und konsequent an die dafür zuständigen Werkstoffachleute und Konstrukteure herangetragen wurde.

Obwohl heute in einigen Ländern Werkstoffempfehlungen für Implantate vorliegen, verfügt kein Staat über bindende Vorschriften, diese Empfehlungen zu realisieren. Allein aus dieser Tatsache ergeben sich unvermeidliche Ausfälle, auf die im Schrifttum und bei Tagungen immer wieder hingewiesen wird.

Die Verfasser beschäftigen sich seit mehr als einem Jahrzehnt mit der komplexen Problematik der in der Knochenchirurgie verwendeten Implantate. Dabei wurden in gemeinsamer Arbeit aus der Sicht des Traumatologen auf der einen, aus der des Technikers auf der anderen Seite nicht nur Mängel der metallischen Implantate und ihres Einsatzes untersucht, sondern auch Wege aufgezeigt, die die Hersteller der Implantate und die Chirurgen vor vermeidbaren Mißerfolgen bewahren.

Dem Patienten, dem im wahrsten Sinn des Wortes Leidenden, könnten physische und psychische Schäden erspart bleiben, würde es bei den Implantaten zu einer bindenden Festlegung von Werkstoff und Ausführung kommen. In Österreich wurden solche Festlegungen und deren Kontrolle durch die Initiative der Verfasser bereits verwirklicht.

Die wissenschaftlichen Untersuchungen, die die Grundlagen für dieses Buch darstellen, wurden finanziell durch die Allgemeine Unfallversicherungsanstalt (AUVA) ermöglicht, der an dieser Stelle gedankt sei. Vielen Kollegen sind wir für das zur Verfügung gestellte Material zu Dank verpflichtet. Für die Zusammenstellung der Unterlagen und die Anfertigung der Bilder danken wir Frau Dr. CH. GOD. Den Herren W. ANGERER und J. NIRTL danken wir für die Herstellung der Schliffe und Bilder. Dank für die mühsame Fertigstellung des Manuskriptes gebührt Frau H. MIKSCH und Frau H. MOSER.

Der Springer-Verlag Wien hat in bewährter Tradition für solide Repräsentanz des Buches gesorgt.

Wien und Leoben, im August 1971

E. Frank und **H. Zitter**

Inhaltsverzeichnis

I. Geschichtliche Entwicklung der Unfallchirurgie

Unter besonderer Berücksichtigung der Extremitäten

Mit gelassener Selbstverständlichkeit, manchesmal mit Bewunderung, nehmen wir im 20. Jahrhundert Veröffentlichungen über die Weiterentwicklung von Operationsmaßnahmen oder Berichte über neue Heilmaßnahmen zur Kenntnis. Allzuoft vergessen wir jedoch, daß manches, ja sogar vieles in der Medizin bereits vor geraumer Zeit geübt und mit erstaunlichem Können getätigt wurde. Es lohnt sich immer, ein wenig in der Zeittafel zurückzublättern.

Die Chirurgie im Sinne der traditionellen „Allgemeinchirurgie" wird nach wie vor als Mutter der sich in den letzten Jahrzehnten entwickelnden chirurgischen Spezialfächer angesehen, wobei wiederum die Frage aufgeworfen werden kann, ob nicht — und nicht zu Unrecht — die Behandlung von Verletzungen, also die „Unfallchirurgie", die älteste Fachrichtung der Medizin darstellt.

Der älteste menschliche Skelettfund, der etwa 500.000 Jahre alte Oberschenkelknochen des Java-Menschen (Pithecanthropus erectus), der 1892 von dem holländischen Arzt E. Dubois auf Java gefunden wurde, zeigt bereits eine Geschwulstbildung, die entweder für den Folgezustand eines Knochenbruches oder für eine krankhafte Veränderung des Knochens spricht.

„Ärztliches Handeln" läßt sich nach Ansicht des Schweizer Medizinhistorikers H. E. Sigerist bis in die Steinzeit (etwa 40.000 bis 30.000 v. Chr.) verfolgen, aus welcher Epoche Knochenfunde existieren, die Anzeichen von in guter Stellung geheilten Knochenbrüchen haben. Es ist anzunehmen, daß bereits von der Cromagnon-Rasse etwa zu diesem Zeitpunkt „chirurgische Eingriffe" getätigt wurden. Zumindest kannte man damals bereits Steinwerkzeuge und Knochennadeln mit Öhr. Die Schienung von Extremitäten dürfte mit Erde oder Lehm erfolgt sein.

Bereits im Papyrus Smith, der als das „älteste Lehrbuch der Chirurgie" gelten kann, beweisen die altägyptischen Ärzte, daß ihnen das Knochenbausystem schon einigermaßen vertraut ist, und möglicherweise hat Imhotep, den wir als ersten Arzt bezeichnen können, etwa 2600 v. Chr. in eben jenem Papyrus den Grundriß der Verletzungschirurgie gefaßt. So finden wir darin bereits Anweisungen über den Verkürzungsausgleich beim

Schlüsselbeinbruch, ferner Anweisungen über Schienung von Brüchen der langen Röhrenknochen durch Rindenstücke oder Leinenbinden, die zur Erlangung einer höheren Festigkeit in Gummiharze oder Asphalt getaucht wurden.

1500 v. Chr. beginnt die vedische Epoche Indiens, die um 800 v. Chr. endet, benannt nach den vier Vedas, den heiligen Sanskrit-Büchern der indischen Literatur. Die Asvins, die göttlichen Zwillinge gelten als die eigentlichen Heilgötter in der altindischen Mythologie. Sie sollen nicht nur dem Gott Wischnu den Kopf wieder aufgesetzt haben, den ihm andere Götter aus Eifersucht abschnitten, sondern sie sollen auch einem Krieger ein in der Schlacht verlorenes Bein durch ein eisernes ersetzt haben. Dies ist zumindest die früheste Erwähnung einer Prothese. Damals fanden auch bei der Behandlung von Verletzungen chirurgische Zaubersprüche Anwendung, die von den vedischen Arztpriestern bei der Behandlung gesprochen wurden, wie zum Beispiel:

> Zusammen sei mit Mark dein Mark,
> Zusammen sei mit Glied dein Glied!
> Zusammen wachs' dein altes Fleisch
> Und auch der Knochen wachs' dazu!

Völkerkundlich interessant (arische Stämme sind in das Tiefland des Indus und Ganges eingewandert) erscheint auch die Parallele zu den altgermanischen Merseburger Zaubersprüchen, in welchen Wotan als Götterarzt den Beinbruch bespricht:

> So Beinrenkung,
> So Blutrenkung,
> So Gliedrenkung:
> Bein zu Beine,
> Blut zu Blute,
> Glied zu Gliedern
> Als ob sie geleimet seien.

Bei den altamerikanischen Kulturvölkern, vor allem bei den Mayas, deren Geschichte bis in die ersten Jahrhunderte vor Christus zurückreicht, waren Kenntnisse über die Wundmedizin verbreitet. Die Azteken hatten bereits Spezialisierungen der Ärzte, darunter solche, die sich ausschließlich mit Verletzungen beschäftigten. Nicht nur, daß sie Brüche einzurichten verstanden, sie kannten bereits Heilmaßnahmen für Knochenbrüche, die nicht heilen wollten. Sie benützten Späne von Pinienhölzern und führten diese sogar in den Knochen ein. Zweifellos der erste Hinweis auf eine „intramedulläre Osteosynthese". Diese Kenntnisse stammen aus den Berichten des Franziskanerpaters BERNARDINO DE SAHAGÚN aus dem 16. Jahrhundert.

Die Epoche, die ärztliches Handeln und Denken am meisten zu beeinflussen vermochte, stellt zweifellos die hellenische dar, insbesonders das 3. und 2. Jahrhundert v. Chr. mit HIPPOKRATES und der medizinischen Schule von Kos. In diesen Schriften finden sich bereits exakte Beschreibungen von Krankheitssymptomen und vor allem über Behandlungsvorschriften. Auch über die Knochenbruchbehandlung kennen wir aus dieser Zeit grundsätzliche Feststellungen, die auch heute nicht das mindeste an Bedeutung eingebüßt haben. Es war nicht nur Extension und „Kontraextension" bekannt, sondern wir sind erstaunt, bereits den Hinweis zu finden, daß die Überstreckung bei Brüchen der langen Röhrenknochen im Sinne von „stärker als nötig" beschrieben ist.

HIPPOKRATES befaßte sich auch mit der Heilungsdauer von Knochenbrüchen und gibt für die Callusbildung genormte Zeiten an; so z. B. für den Oberarmbruch vierzig Tage. Genau beschreibt er das Anlegen eines Streckverbandes für den Unterschenkel, wobei eine Radnabe am Fußende des Lagers angebracht wird, in deren Öffnung das untere Ende eines Hebels gesteckt wird, der wiederum die Streckung durch Riemenzug bewerkstelligt. (Eiselsberg-Schiene!) Über die Lagerung des gebrochenen Unterschenkels spricht sich HIPPOKRATES in bemerkenswerter Weise aus:

„Wenn der Verband angelegt ist, lagert man den Unterschenkel auf etwas Ebenen und Weichen, so daß er sich weder nach der einen Seite, noch nach der anderen drehen, noch konkav und konvex werden kann. Am besten eignet sich dazu ein Kopfkissen. Im unmittelbaren Bruchbereich möge der Verband weicher sein. Bei zu fest angelegten Verbänden kommt es zum Absterben der Glieder."

Zur Behandlung des Oberarmbruches mittels Zug und Gegenzug verwendet HIPPOKRATES ein Holz mit einer senkrecht zu diesem angebrachten Leiste, welche er gegen die Achsel vorschiebt, um durch dieses Hilfsmittel Zug und Gegenzug zur Wirkung kommen zu lassen. („Ambe" des HIPPOKRATES.)

Auch er wußte bereits, daß an der oberen Extremität die ideale Lage der Ruhigstellung bei rechtwinkelig gebeugtem Ellbogen zu finden sei, nicht aber die rechtwinkelige Beugung des Kniegelenkes bei der Ruhigstellung der unteren Extremität. Eine weiche Tragebinde (Mitella), so folgert er in seinen Ausführungen über die Oberarmbruchbehandlung weiter, sorge für gute Lagerung. Dabei sei zu achten — so bereits HIPPOKRATES —, „daß die Hand nicht tiefer zu liegen komme als der Ellbogen, sondern etwas höher, damit das Blut nicht nach der Spitze hinfließt, sondern zurückgehalten wird". Bei den anzulegenden Verbänden beschreibt HIPPOKRATES sehr ausführlich, „daß die Bindenköpfe hinreichend fest, regelmäßig und faltenlose Ränder haben müssen". Er befestigt die Binden, damit sie nicht verrutschen, mit Nadel und Faden. Den gebrochenen Unterkiefer hielt HIPPO-

KRATES nach ausgeführter Reposition in der Weise ruhig, daß er vor und hinter dem Bruch mehrere Zähne mit Golddraht fixierte. (Korrosionsbeständiges Metall.)

Es fehlt auch nicht an Hinweisen, daß zu feste Verbände zum Gliedbrand führen können.

Am bekanntesten jedoch ist die Beschreibung und Behandlung der Schulterverrenkung, die wohl jeder Mediziner kennt.

Noch in den ersten Jahrhunderten n. Chr. war die hellenische Heilkunst führend.

ANTYLLUS, der wahrscheinlich im 3. Jahrhundert gelebt hat, beschreibt sehr präzise die operative Behandlungsweise der Knochenmarkseiterung. Er nimmt bei Knochenfisteln so viel von der Umgebung fort, daß ,,alle Callositäten" entfernt werden, bohrt den Markkanal an und meißelt zwischen den gesetzten Bohrlöchern das erkrankte Knochengewebe weg.

Am Rande sei vermerkt, daß ein Fußbrett zur Abstützung des gesunden Fußes bei Extension zur Verhinderung der Ausbildung eines Spitzfußes bereits von PAULUS VON AEGINA beschrieben wurde, über den man sonst lediglich weiß, daß er auf der Insel Aegina geboren und etwa in der Zeit des 4. bis 7. Jahrhunderts gelebt hat. Daß wahrscheinlich die Araber die ersten waren, die den Gipsverband kannten, geht aus einer Aufzeichnung bei RHAZES hervor (860—932).

In den folgenden Jahrhunderten lehnten sich die Heilkundigen in ihrem Handeln an die Überlieferungen des Altertums an, aber zum größten Teil geriet das überlieferte Gut in Vergessenheit.

In China gab es zur Mongolenzeit (1280—1368, Yüan-Dynastie) dreizehn anerkannte Spezialgebiete der Medizin, darunter auch eines für Knochenleiden. Erst 1460 erschien die erste chirurgische Schrift in deutscher Sprache, in welcher HEINRICH VON PFOLSPEUNTH unter anderem über die Verbandanordnung beim offenen Beinbruch (,,vffenn ader ein loch hette") schreibt, ,,daß man in den Filzverband ein geräumiges Loch schneiden müsse, das größer ist als die Wunde und dieses müsse mit Leinwand umnäht werden. Diese Öffnung gestattet täglich mit Leichtigkeit den Verband der Wunde". (Gefensterter Verband.)

Das 16. Jahrhundert weist allen voran einen Namen auf, der chirurgisches Denken und Handeln zu wandeln vermochte, AMBROISE PARÉ, geboren 1510 zu Bourgh-Hersent. Vier Königen diente er nacheinander als Leibchirurg. Vor allem die Kriegschirurgie war es, der PARÉ seinen Stempel aufdrückte. Die Blutstillung, der man bislang mit dem Glüheisen zu Leibe gerückt war, beherrschte PARÉ durch Unterbindung der blutenden Gefäße. Er berichtete darüber 1552. (Aber bereits im Altertum gab es Gefäßunterbindungen.)

In der Behandlung von Frakturen und Luxationen verwendete PARÉ den von ARCHIMEDES erfundenen Flaschenzug. Er führte unter anderem die erste Exarticulation eines Ellbogengelenkes durch. Seine Auffassung über die Callusbildung legte er folgendermaßen dar:

„Während der Knochenheilung muß der betreffende Teil ruhig gehalten werden, weil sonst der Callus ‚se rompte et dissoult‘.‟

Obwohl sich PARÉ, wie auch seinerzeit HIPPOKRATES, sehr mit der Dauer der Ruhigstellung für verschiedene Knochenbruchformen beschäftigte, faßte er seine Meinung über die Callusbildung hinsichtlich des Zeitfaktors in dem Sinne zusammen, daß bei dem einen die Vereinigung früher, bei dem anderen später eintrete, abhängig von der Jahreszeit, der Gegend, dem Temperament, der Lebensweise des Kranken und auch von der Art des Verbandes.

PARÉ stellte drei Intentionen bei der Knochenbruchbehandlung auf, die auch heute noch Gültigkeit haben:

1. Reposition,
2. Retention,
3. Verhütung und Behandlung der übrigen Zufälle.

PARÉ diagnostizierte auch zum ersten Mal in der Geschichte der Chirurgie einen Schenkelhalsbruch. Dieses Ereignis fällt in die Zeit um etwa 1570.

Der Tatsache, daß PARÉ selbst einen offenen Unterschenkelbruch erlitten hatte, sind in der Knochenbruchbehandlung eine Reihe von wesentlichen Details zuzuschreiben. So ließ er sich beispielsweise an der Decke über seinem Bett einen Strick zu seiner Erleichterung befestigen, „um sich öfter ein wenig zu heben‟. „Unter das Steiß ließ er sich einen mit Daunen gefüllten Kranz (bourrelet) geben, sowie einen ebensolchen unter die Ferse.‟ (Luftring.)

Einen weiteren Fortschritt in der Zugbehandlung der Beinbrüche brachte 1767 der französische Militärarzt HUGUES RAVATON, der einen Apparat konstruierte, welcher ein Freischweben des Beines bei der Extension ermöglichte.

Die Ruhigstellung des gebrochenen Gliedes, die Extension und Kontraextension waren seit Jahrhunderten bekannt, das Material, die Hilfsmittel, die für diese Behandlung verwendet wurden, veränderten sich ständig. Es gab aber keine Masse, die eine gute Formbarkeit und gleichzeitig eine Ruhigstellung ermöglichte.

Der „Gypsumguss‟ wurde erst Anfang des 19. Jahrhunderts in Europa bekannt. 1814 verwendeten der Holländer PIETER HENDRIKSZ und 1816 der Russe VON HUEBENTHAL Gipsverbände. Ein Konsul aus Arabien hatte einem Freund in St. Petersburg die Mitteilung gemacht, daß in der östlichen Provinz des Ottomanischen Reiches bei den Arabern der „Gypsumguss‟ in Gebrauch sei. Er schildert die Behandlung eines Unterschenkelbruches bei einem arabischen Soldaten: „Das Bein wurde auf eine geölte Matte gelegt

und die Fragmente wurden so gut als möglich reponiert und darauf und
darunter Gypsbrei gegossen. Mit der noch weichen Gypsmasse wurde das
Glied völlig bedeckt und umgeben, dann eine Art Furche über der ganzen
Länge der Tibia gemacht, um durch diese das Glied von Zeit zu Zeit mit
Dattelspiritus anfeuchten zu können." (,,Gespaltener Gipsverband.")

Eine Modifizierung des Gypsumgusses als Gipsbindenverband erfolgte
durch ANTON MATHYSEN (1852), wodurch eine wesentliche Verbesserung
des ruhigstellenden Verbandes erzielt wurde. Mit der Einführung des Gipsverbandes wurde aber der Streckverband keinesfalls verdrängt, lediglich die
Verbandanordnung änderte sich. Die verschiedenen Klebeverbände in der
Zugbehandlung waren wenig befriedigend, auch nicht der Heftpflaster-
zugverband BARDENHEUERS (1903). So war es verständlich, daß man nach
einer Möglichkeit suchte, die Extension direkt am Knochen angreifen zu
lassen.

Die ersten Hinweise dazu finden wir in der Klammer von MALGAINE
(1900) und der Extensionszange von HEINECKE (1834—1901). Letztere war
zum Einhaken in das Fersenbein für den Zug an der unteren Extremität
bestimmt. FRITZ STEINMANN gab 1907 den nach ihm benannten Nagel an.
Anstelle des Nagels verwendete 1912 RUDOLF KLAPP einen Aluminium-
bronzedraht. 1915 gab HERMANN SCHMERZ seine Klammer an, die wegen der
häufigen Infektion jedoch bald zugunsten der Nagel- und Drahtextension
verlassen wurde. Eine Verbesserung brachte der Spannbügel von HERZBERG
und ANSINN (1918 und 1919) und 1927 der von MARTIN KIRSCHNER weiter
entwickelte Bügel.

A. Entwicklung und Verbreitung von metallischen Implantaten

Bis in die Neuzeit besitzen wir nur zwei Hinweise für eine innere Kno-
chenfixation durch Fremdkörper: Die ,,Implantation" von Pinienhölzern
bei den Azteken und die angeblich von MARCO AURELIO SEVERINO ausge-
führte erste Naht an einer Kniescheibe. Praktisch beginnt die Geschichte
metallischer Implantate mit PETRONIUS, der 1565 eine Goldplatte zur
Deckung eines Gaumendefektes verwendete. Dann finden wir über ein
Jahrhundert lang keinerlei Hinweise für Osteosynthesematerial. Im 17. Jahrhundert berichtet HIERONYMUS FABRICIUS über die Verwendung von
Eisen-, Gold- und Bronzedrähten bei der Wundnaht. Es dauerte ein wei-
teres Jahrhundert, bis wir aus Frankreich von LAPEYODE und SICRE Nach-
weise für die Knochendrahtnaht finden. 1804 beschreibt BELL in seinem
Buch ,,System of Surgery" die Anwendung von Nadeln mit Gold- und
Silberspitzen. 1827 verwendete RODGERS bereits Silberdrähte für die Vereinigung von Knochenfragmenten. Er ließ die Drahtenden nach der Reposition des Knochens durch die Haut herausragen und entfernte diese erst
nach Konsolidierung des Bruches (Ausziehdraht!).

1834 versuchten BARTON und 1846 DIEFFENBACH abermals die operative
Vereinigung von Kniescheibenbrüchen, jedoch die Infektion war es, die
eine weitere Verbreitung der operativen Maßnahmen am Knochen ver-
hinderte. Schon 1858 hatte BERNHARD VON LANGENBECK erstmalig versucht, eine Schenkelhalsfraktur mit einem Silberbolzen zu behandeln, aber
der Patient starb an einer Infektion. Erst 1877 unternahm LISTER unter
Berücksichtigung der von ihm eingeführten Antisepsis wieder eine Knie-
scheibennaht. FRANZ KÖNIG operierte 1875 den Schenkelhalsbruch mit
einer Stahlschraube und erst zwischen 1894 und 1900 finden wir durch
JOHANN NICOLAYSEN eine Serie von 21 Schenkelhalsbrüchen mit einem
Dreikantnagel versorgt. Aber bereits 1886 hatte HANSMANN die erste
Knochenplatte angegeben, sie bestand aus Aluminium, Silber oder Messing.
1893 veröffentlichte LANE seine Beobachtungen über Resorptionsvorgänge
am Knochen bei implantiertem Metall und führte diese Veränderungen auf
Infektionsreaktionen zurück.

An die intramedulläre Fixation wagen sich 1907 LAMBOTTE und 1913
SCHÖNE heran. Sie verwendeten hauptsächlich nicht flexible Silberschrauben
bei Unterarmbrüchen und 1916 veröffentlichte HEY-GROVES eine Behandlungsmethode, welche den Oberschenkelbruch und den Ellenschaft-
bruch im Markkanal durch eine Metallstange ruhigstellte.

1912 hatte in den Vereinigten Staaten WILLIAM O'NEIL SHERMAN
schon eine Platte in die Praxis eingeführt, welche der Konvexität der Längs-
achse zur äußeren Fixation der langen Röhrenknochen Rechnung trägt.
Erst 1925 berichtete E. ORSOS über seine Vermutung, daß elektrolytische
Vorgänge bei Metallschädigungen im menschlichen Körper Ursache des
gestörten Heilungsverlaufes sein könnten. Die Ansicht, die ORSOS über die
elektrolytischen Vorgänge vertreten hatte, fand zunächst nur sehr zag-
hafte Anhänger. Daß vor allem dann Gewebeschädigungen auftraten, wenn
in ihrer Zusammensetzung ungleiche Metalle implantiert sind, wurde auch
von MENEGAUX, ODIETTE und MOYSE 1934 angegeben. VENABLE und STUCK
stellten 1938 elektrochemische Untersuchungen von Metallen in physiologischer Kochsalzlösung an und konnten dadurch die ungünstige gegenseitige
Beeinflussung ungleich zusammengesetzter Metalle nachweisen.

1926 gab SMITH-PETERSEN den Dreilamellennagel zur Behandlung des
Schenkelhalsbruches an und erst 1931 veröffentlichten voneinander unabhängig JERUSALEM und SVEN JOHANSSON die extraartikuläre Nagelung des
Schenkelhalses. In diese Zeit fallen eine Vielfalt von Implantatentwick-
lungen, so etwa 1927 der Rush-pin, 1935 die Schienbeinkopfschraube von
ANDREESEN oder die Markdrahtung, die auf LAMBOTTE zurückgeht und
zwischen 1912 und den Folgejahren sich verbreitet hat, um nur einige wenige
zu nennen. 1939 führte KÜNTSCHER die Marknagelung in die Knochenchirurgie ein. In den folgenden Jahren, vor allem während des 2. Weltkrieges fand die Marknagelung sehr große Verbreitung und vom Oberschen-

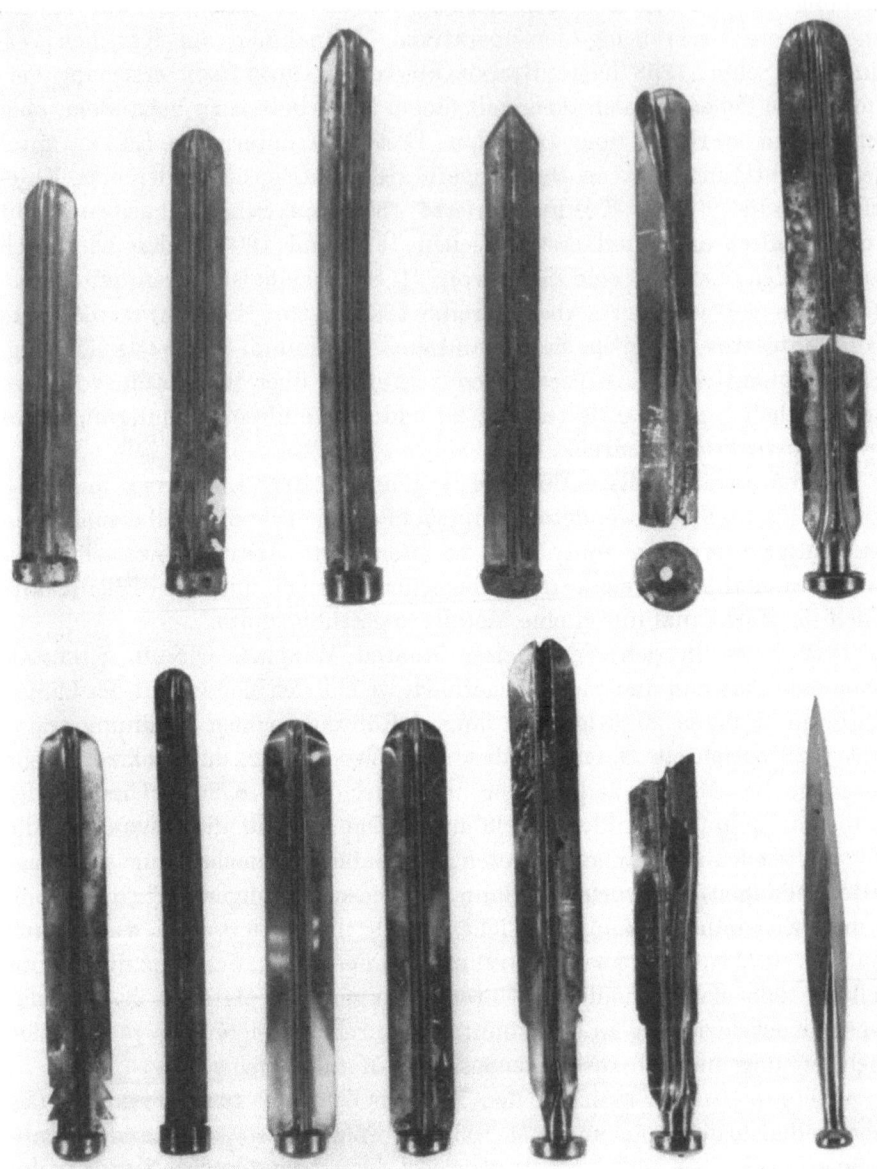

Abb. 1. Schenkelhalsnägel, in verschiedenen Krankenhäusern implantiert, mit einer Verweildauer im Körper zwischen 2 und 4 Jahren, nach ihrer operativen Entfernung. Zum Großteil wurden die Nagelköpfe an den Dreilamellennägeln aufgenietet. Rostauflagerungen und Substanzverluste, durch Korrosion hervorgerufen, sind deutlich erkennbar, ebenso Verbiegungen, Brüche und Nagelkopfabrisse

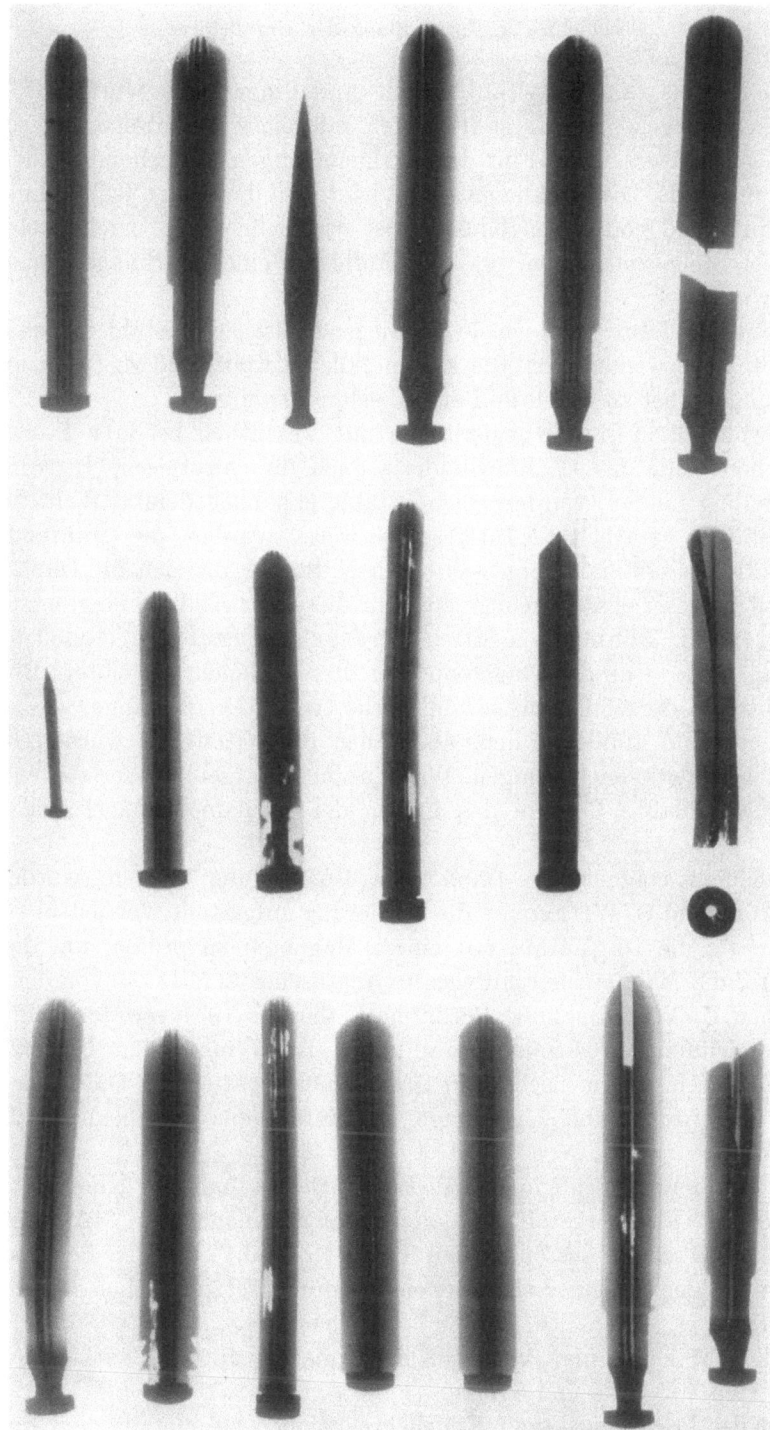

Abb. 2. Röntgenaufnahmen von den in Abb. 1 dargestellten Schenkelhalsnägeln. Es zeichnen sich bei der Röntgenbetrachtung in noch stärkerem Ausmaß Korrosionsschäden an den einzelnen Implantaten ab. Besonders deutlich kommen in der mittleren und unteren Reihe die Substanzverluste zur Darstellung

kelknochen- bis zum Mittelfußknochen- und Fingerbruch wurden Röhrenknochen markgenagelt. Es stellten sich zahlreiche Mißerfolge ein, so daß
in der Nachkriegszeit die Flut der Marknagelungen weitgehend wieder ein-
gedämmt wurde. Die Marknagelung ist heute auf die langen Röhrenknochen
beschränkt und von diesen Knochen ist wiederum der Oberschenkelschaft
an erster Stelle zu nennen, der am häufigsten einer Marknagelung unterzogen wird.

Bis in die Jahre 1920 wurde vorwiegend Eisen und Stahl für tragende
Implantate verwendet, weil die Edelmetalle zu weich und zu teuer, andere
Legierungen aber zu weich und zu unbeständig waren.

Obwohl Eisen-Chrom-Legierungen mit wesentlich besserer Beständigkeit schon Ende des 19. Jahrhunderts auch für chirurgische Instrumente
Verwendung fanden, wurden solche Stähle erst nach dem 1. Weltkrieg zu
Implantaten verarbeitet. Interessanterweise wurden die während des
1. Weltkrieges erstmals hergestellten Cr-Ni-Stähle, die sich für Implantate
wesentlich besser eignen, relativ spät für diese Verwendung eingesetzt.

Als 1930 L. BÖHLER von SMITH-PETERSEN die ersten Dreilamellennägel
erhalten hatte, war der Nagelkopf bei diesen Nägeln angelötet. BÖHLER
bemerkte um die Lötstellen herum starke Oxydationsvorgänge, weshalb er
die Nagelköpfe aufnieten ließ, aber auch die Nietstellen wurden rostig,
was sich bereits nach einigen Wochen im Röntgenbild feststellen ließ.
Seither veranlaßte BÖHLER das Fräsen der Dreilamellennägel aus einem
Stück.

Nachdem magnetische Implantate Rostbildung zeigten, wurde von
L. BÖHLER und O. WITTMOSER die Forderung aufgestellt, vor jedem Operationseinsatz die Implantate mit einem Magneten zu prüfen, um die Implantate, die Magnetismus aufwiesen, auszuscheiden. HAASE von der Chirurgischen Universitätsklinik Berlin hatte bereits 1937 veröffentlicht, daß
die Bezeichnung „rostfreier Stahl" noch lange nicht den Einsatz von
Implantaten in den menschlichen Organismus rechtfertige. Dafür sprechen
die in den Abb. 1 und 2 gezeigten Implantate aus verschiedenen Legierungen.

L. BÖHLER empfiehlt in seinem Buch „Die Technik der Knochenbruchbehandlung" als Werkstoff für den Dreilamellennagel den V4A-Stahl von
KRUPP, also einen austenitischen Cr-Ni-Mo-Stahl, der den heute eingesetzten Stählen in seiner chemischen Zusammensetzung schon weitgehend
entspricht.

Seit 1937 kennt man Vitallium als Legierung für Implantate, darüber
berichteten VENABLE und STUCK.

Mit der Problematik von Knochenreaktionen bei metallischen Implantaten beschäftigten sich 1940 BOTHE, BEATON und DAVENPORT, 1941 KEY.
Einige Jahre später, 1947, befaßten sich vor allem NICOLE und 1953 BLOCK
und BECKSTROEM eingehend mit dieser Materie. Abgesehen von den rein

wissenschaftlichen Beiträgen, die fast ausschließlich auf in vitro Versuchen basierten, war jedoch in der Praxis die Kenntnis um Korrosion und Metallose im Gewebe relativ gering, bzw. man war sich über die erforderliche Zusammensetzung eines metallischen Implantates uneinig. Es waren metallische Implantate in Verwendung, die mehr zur Rostbildung neigten als andere.

Wenn man bedenkt, daß seit vier Jahrzehnten metallische Implantate routinemäßig in den menschlichen Organismus versenkt werden und sich namhafte Chirurgen fast ebensolang bemühen, verträgliche Implantate zu verwenden und vor ungeeignetem Werkstoff und fehlerhafter Verarbeitung warnen, so erscheint es unverständlich, daß es bis zum heutigen Zeitpunkt noch nicht gelungen ist, einheitliches, einwandfreies Material, vor allem geprüftes Material, zu verwenden.

MAX LANGE, BÜRKLE DE LA CAMP und L. BÖHLER haben wiederholt an Kongressen über Mißerfolge und Komplikationen nach Knochennagelungen berichtet, die alle auf Metallfehler zurückzuführen waren.

Seit 1960 berichteten E. FRANK und H. ZITTER neben ihren einschlägigen Veröffentlichungen im Rahmen einer Reihe von Fachtagungen regelmäßig über Fehler hinsichtlich Zusammensetzung der Werkstoffe, ihrer Verarbeitung und ihrem operativen Einsatz. Leider wurden die dort aufgezeigten Mängel und Beispiele für intolerierbare Implantate in den letzten Jahren im gesamten medizinischen Schrifttum immer wieder bestätigt.

B. Konservative und operative Knochenbruchbehandlung

Es ist das Verdienst L. BÖHLERs, eine Systematik in die Technik der Knochenbruchbehandlung gebracht zu haben. Er war es, der schon im 1. Weltkrieg ein Sonderlazarett für Schußbrüche und Gelenkschüsse errichtete und seine Erfahrungen aus dieser Zeit in seinem Buch ,,Die Technik der Knochenbruchbehandlung" zusammenstellte. 1925 hatte L. BÖHLER in Wien in der Webergasse jenes Unfallkrankenhaus gegründet, in welchem in den folgenden Jahrzehnten tausende Ärzte aus aller Welt seine Behandlungsmethoden studieren konnten.

BÖHLER hatte mit seinen Mitarbeitern durch exakte Falldokumentation das größte Zahlenmaterial der Welt gesammelt und aus der Auswertung die entsprechenden Konsequenzen gezogen. BÖHLER verfolgte konsequent den konservativen Behandlungsweg und wußte aus seiner reichen Erfahrung die Indikation zur operativen Behandlung nur dann zu stellen, wenn diese unter Berücksichtigung aller Risken gegenüber der konservativen Methode vorzuziehen sei. Die Behandlungserfolge, die die Böhler-Schule bei Verfolgung dieser Grundsätze in der Knochenbruchbehandlung aufweisen kann, sind nach wie vor unbestritten. Allein die Beherrschung der Technik der richtigen Extensionsbehandlung oder die Technik des Anlegens des ungepolsterten Gipsverbandes will in jahrelanger Erfahrung gelernt sein. Das ständige Steigen der Unfallziffern, bedingt durch Zunahme der Industrialisierung, des Verkehrs und sportlicher Betätigung, brachte es mit sich, daß immer mehr Ärzte sich in die Situation versetzt sahen, Knochenbrüche zu behandeln. Mit der konservativen Behandlungstechnik kamen sie mangels Erfahrung nicht zurecht. Durch die hohe Entwicklung der Anaesthesie und die Antibiotica ermuntert, begannen zahlreiche Chirurgen, Knochenbrüche operativ zu versorgen. So kam es, daß aus Unkenntnis einer soliden konservativen Knochenbruchbehandlung mehr und mehr das operative Vorgehen um sich griff. Mit der steigenden Zahl der durchgeführten offenen Repositionen und der im Anschluß daran getätigten Osteosynthesen stieg auch der Bedarf an Osteosynthesematerial sprunghaft an. Bei einem Teil der angebotenen Implantate zeigten sich nach unterschiedlicher Verweildauer im Organismus Schäden.

1958 schlossen sich 15 Schweizer Chirurgen und Orthopäden in der sogenannten „Arbeitsgemeinschaft für Osteosynthesefragen" (AO) zusammen. Der Trend zur operativen Knochenbruchbehandlung ging von diesem Zeitpunkt an von der Schweiz aus und in dem Buch „Technik der operativen Frakturenbehandlung" legten die drei Schweizer M. MÜLLER, M. ALLGÖWER und H. WILLENEGGER ihre Grundsätze hinsichtlich Indikation und Behandlungstechnik im Rahmen der AO fest. Nicht jeder Chirurg, so schreiben diese drei Autoren ausdrücklich, wird mit der Osteosynthese gleich gute Ergebnisse erzielen. Erzielt er mit der Osteosynthese keine wesentliche Verbesserung der funktionellen Ergebnisse, so folgern sie weiter, sollte er sich mit der Gips- und Zugbehandlung *begnügen*.

Diese ihre Feststellung ist jedoch grundfalsch, wenn der Trend zum operativen Vorgehen seine Wurzel im Nichtbeherrschen der konservativen Behandlungstechnik hat, und die Rückkehr zur konservativen Behandlung wegen des Nichtbeherrschens der operativen Verfahren erfolgt.

J. CHARNLEY schreibt in seinem Buch „The Closed Treatment of Common Fractures" über die Gipstechnik wörtlich: „... it makes many months to acquire sufficient skill to produce a masterly finish." (Es bedarf vieler Monate, um sich eine ausreichende Fertigkeit beim Anlegen ordentlicher Gipsverbände anzueignen.)

CHARNLEY teilt die Gipsverbände in drei Gruppen ein:

1. Unpadded plasters (ungepolsterte Gipsverbände),
2. Padded plasters (gepolsterte Gipsverbände),
3. Badly padded plasters (schlecht gepolsterte Gipsverbände).

Sir REGINALD WATSON-JONES kritisiert in treffender Weise allzu operierfreudige Chirurgen in seinem Buch „Fractures and Joint Injuries" mit folgenden Worten: „... the joys of operative craftsmanship must not be indulged: the driving of screws with power-driver tools is great fun, but it is a pleasure that must be denied."

(Die Freude an operativer Werkmannsarbeit darf nicht gebilligt werden: das Einbohren von Schrauben durch pneumatische Bohrer bereitet zweifellos großen Spaß, aber es ist ein Vergnügen, welches nicht gutgeheißen werden kann.)

Sir REGINALD schildert in seiner blumenreichen Ausdrucksweise Beispiele von derartigem Vorgehen und spricht im gleichen Atemzug von Ingenieuren, die sich für Chirurgen halten.

Vor allem im Röntgen erscheinen solche metallbespickte Frakturen sehr eindrucksvoll und auch die Rekonstruktion der anatomischen Verhältnisse schneidet dabei nicht schlecht ab. Außer acht gelassen wird leider in vielen Fällen die Biologie und Physiologie.

Ständig werden Implantate entwickelt und ihre Vorzüge angepriesen. Dies auch dann, wenn sich die „Erfahrung" lediglich auf ein oder zwei Fälle beschränkt und die Beobachtungszeit relativ kurz ist.

Besonders gefährdet ist ein Großteil der Schisporttreibenden, die immer weiter entfernte Regionen zur Pflege des Wintersportes aufsuchen, die zwar bereits erschlossen sind, aber in den unfallchirurgischen Behandlungsmöglichkeiten nachhinken.

Unzählige Osteosynthesen erfahren ihre Weiterbehandlung an den septischen Abteilungen der großen Unfallkrankenhäuser. Diese Art des „Krankengutes" beschäftigt die septische Chirurgie in steigendem Maße, so daß sich auch in dieser Sparte eine Spezialisierung abzeichnet. Man sollte Ärzten, die sich mit Osteosynthese beschäftigen, auch empfehlen, sich mit der Technik der Infektionsbehandlung nach Osteosynthesen auseinanderzusetzen. An großen Tagungen werden bereits Referate gehalten, die in diese Richtung zielen. So zum Beispiel beim Kongreß der Deutschen Gesellschaft für Unfallheilkunde, Versicherungs-, Versorgungs- und Verkehrsmedizin e. V. in Nürnberg 1969, bei welchem HIERHOLZER aus Bochum über „Grundlagen der Pathogenese und Behandlung der bakteriellen Infektion nach Osteosynthesen" und WILLENEGGER aus Liestal über „Die operative Therapie der Infektion nach Osteosynthesen" Vorträge hielten.

Es ist sehr verdienstvoll, daß sich an großen Kongressen namhafte Chirurgen mit diesen Themen beschäftigen. Bei kritischer Betrachtung der derzeitigen Situation in der Knochenbruchbehandlung und vor allem angesichts der sich aus der Verbreitung der operativen Behandlungstechnik ergebenden Komplikationen muß man sich doch die Frage vorlegen, ob nicht die Ergebnisse nach Knochenbrüchen bei Beherrschung der mehr konservativen Behandlungstechnik fatale Risken vermeiden.

Bei operativen Eingriffen, welcher Art sie immer sein mögen, sollte die fachliche, aber vor allem die moralische Verantwortung des Arztes im Vordergrund stehen.

II. Mechanische Beanspruchung von Implantaten

Eine Fixation der zu heilenden Knochenteile mittels eines Implantates dient in erster Linie der Entlastung des geschädigten Knochens. Diese Entlastung bedeutet auf der anderen Seite, daß jegliche mechanische Belastung dieses Bereiches durch das Implantat aufgenommen werden muß.

Die dem Implantat und seiner Verbindung mit den gesunden Knochenteilen zugemutete mechanische Belastung kann dabei sehr verschieden sein. Ursprünglich stand eine Stillegung während des Heilvorganges sicherlich

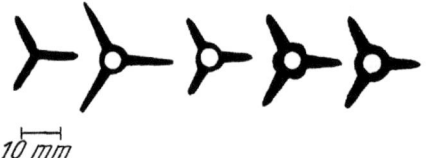

Abb. 3. Zunahme der tragenden Querschnitte von Implantaten im Laufe ihrer Entwicklung

im Vordergrund, heute werden Implantate schon sehr bald einem erheblichen Teil jener Beanspruchungen ausgesetzt, denen der gesunde Knochen normalerweise unterworfen ist.

Diese Forderung an die Verbindung Implantat-Knochen kann nur durch Zusammenwirken dreier mechanischer Voraussetzungen erfüllt werden:

1. Entsprechende Festigkeitseigenschaften der für die Herstellung des Implantates verwendeten Werkstoffe.

2. Eine den Belastungsverhältnissen angemessene Konstruktion der Implantate.

3. Eine Implantationstechnik, die einer optimalen Kräfteübertragung zwischen gesunden Knochenteilen und Implantat Rechnung trägt.

Die erste Voraussetzung betrifft nicht nur das für Implantate verwendete Rohmaterial, sondern auch alle Verarbeitungsgänge, durch die die mechanischen Eigenschaften des fertigen Implantates in nicht unwesentlicher Weise beeinflußt werden können. Der Konstrukteur hat dann die Aufgabe, den von der Technik zur Verfügung gestellten Werkstoffen mit ihren bekannten mechanischen Eigenschaften eine optimale Formgebung zu verleihen. Wie sehr die steigenden mechanischen Anforderungen auch in der Dimensionierung zum Ausdruck kommen, zeigt eine Gegenüberstellung der tragenden Querschnitte von Dreilamellennägeln aus den letzten Jahrzehnten (Abb. 3). Dem Chirurgen verbleibt demnach noch die wesentliche Aufgabe, eine Osteosynthese so durchzuführen, daß die angreifenden Kräfte unter möglichst geringer Belastung des Implantates und der Frakturzone übertragen werden können.

A. Stärke und Häufigkeit der Belastung

Obwohl die Gesamtbelastung eines Implantates durch eine optimal durchgeführte Osteosynthese weitgehend verringert werden kann, wird die Stärke der Belastung vor allem durch das Körpergewicht und die Intensität

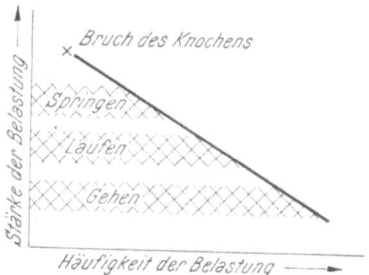

Abb. 4. Schematische Häufigkeitsverteilung der Belastung eines Knochens

der Bewegung des Patienten bestimmt. Ähnliches gilt für die Zahl der Belastungen und Entlastungen, welche ausschließlich von der Bewegungsfreudigkeit des Patienten abhängt. Das Körpergewicht schwankt bei erwachsenen Personen etwa um einen Faktor 2, es könnte im Einzelfall genau in Rechnung gesetzt werden. Wesentlich schwieriger sind Zahl und Stärke der Belastungen zu beurteilen, die individuell stärker schwanken, als das Körpergewicht. Allein daraus folgt ein breiter Spielraum für die Summe der mechanischen Beanspruchungen, die zwischen den Extremen eines leichten, wenig bewegungsfreudigen, und eines schweren, sportlich veranlagten Patienten, bis zu einem Faktor 10 betragen dürfte. Für einen einzelnen Menschen kann man die in Abb. 4 schematisch wiedergegebene Häufigkeitsverteilung der Beanspruchung annehmen, die am besten für die Belastung eines Beines während verschiedener Arbeitsvorgänge bekannt sein dürfte. Auf eine zahlenmäßige Wiedergabe der Belastungsverhältnisse wurde wegen des geringen und teilweise widersprechenden Zahlmaterials bewußt verzichtet, da es hier vor allem auf einen qualitativen Vergleich mit den weiter unten angeführten Ermüdungserscheinungen von Implantaten ankam.

B. Verhalten des Knochens gegenüber mechanischen Beanspruchungen

In diesem Zusammenhang interessiert auch das Verhalten des Knochens gegenüber einer unterschiedlichen Belastungsverteilung, da sich hierin der lebende Knochen von allen Werkstoffen grundlegend unterscheidet. Ein Knochenbruch tritt praktisch nur dann auf, wenn die Festigkeit des Knochens durch eine einmalige hohe Beanspruchung überschritten wird. Die Bruchfestigkeit[1] von menschlichen Knochen ist in hohem Maße von der Richtung der angreifenden Kraft abhängig und liegt mit 9 bis 12 kp/mm² [97] wesentlich niedriger als die der meisten für Implantate verwendeten Werkstoffe. Liegen die Beanspruchungen jedoch unter dieser Festigkeit, so kommt es auch bei häufigen, relativ starken Belastungen nur äußerst selten zum Bruch. Das heißt, daß eine Ermüdungserscheinung beim lebenden Knochen praktisch nicht auftritt. Eine Ausnahme bilden ungewohnte häufige Belastungen, wie sie z. B. bei wiederholten Gewaltmärschen vorliegen, wo man Ermüdungsbrüche beobachten konnte [137]. Der gesunde Knochen kann sonst alle äußerlich nicht sichtbaren Schädigungen, welche nicht zu seinem Bruch geführt haben, von sich aus regenerieren und unterscheidet sich durch diese seine Fähigkeit wesentlich von allen einer Regeneration unfähigen Werkstoffen.

Ein weiterer Unterschied der Knochen gegenüber den für Implantate in Betracht kommenden Werkstoffen sind die verschiedenen Dehnungswerte. Während der Knochen nicht imstande ist, einer Verformung durch bleibende Verbiegung nachzugeben, ist diese Eigenschaft einer Vielzahl von Werkstoffen gegeben. Auch die Elastizität des Knochengewebes ist den für Implantate verwendeten Werkstoffen weit unterlegen.

C. Verhalten von Werkstoffen gegenüber mechanischen Beanspruchungen

Alle für Implantate in Betracht kommenden Werkstoffe unterscheiden sich in ihrem mechanischen Verhalten vom Knochen grundlegend durch die mangelnde Regenerationsfähigkeit. Jede Belastung, die eine minimale Schwelle überschreitet, hinterläßt in diesen Materialien eine unsichtbare Schädigung, welche erst bei sehr vielen Belastungswechseln zum sogenannten *Dauerbruch* führt. Den Zusammenhang zwischen der Höhe der Belastung und der Zahl der ertragbaren Lastwechsel gibt die sogenannte Wöhlerkurve wieder, welche in Abb. 5 schematisch wiedergegeben ist[2].

Nach dieser Funktion kann eine höhere Belastung bei geringerer Lastwechselzahl ebenso zum Bruch führen wie eine geringere Belastung bei höherer Lastwechselzahl. Unter einer unteren Lastwechselzahl tritt der sogenannte *Gewaltbruch* schon bei einmaliger hoher Belastung auf.

---

1 Siehe Kapitel II D.
2 Siehe Kapitel III C 5, VIII C 4.

Während der Dauerbruch bei duktilen und spröden Werkstoffen ohne merkliche Verformung im Bereich der Bruchzone vor sich geht, unterscheiden sich beim Gewaltbruch spröde und dehnbare Werkstoffe deutlich. Duktile Werkstoffe erleiden schon bei Belastungen unter der Bruchfestigkeit eine bleibende Dehnung bzw. Verformung, die sich bei einem Implantat meist durch eine Verbiegung äußert.

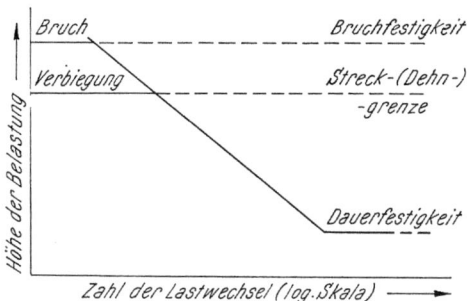

Abb. 5. Verhalten von Werkstoffen gegenüber verschiedenen Belastungen (schematisch)

D. Kennzahlen der mechanischen Eigenschaften von Werkstoffen für Implantate

Für die in den vorigen Kapiteln besprochenen mechanischen Eigenschaften der Werkstoffe gibt es eine Reihe von Kennzahlen, die der Konstrukteur zur Berechnung der Belastbarkeit eines Implantates in Rechnung setzen muß. Diese für das mechanische Verhalten der Werkstoffe charakteristischen Kennwerte seien hier kurz und z. T. vereinfachend erläutert [156, 77, 115]:

Die *Bruchfestigkeit* ist jener Grenzwert, ausgedrückt in kp/mm² (Kilopond Kraft pro mm² Ausgangsquerschnitt des Probestabes), bei dem eine Materialtrennung (Bruch) erfolgt. Sie entspricht der maximalen Belastbarkeit bei einem Gewaltbruch und wird in einer Zugmaschine durch stetiges Steigern der Spannung an einem Probestab ermittelt.

Die *Streck- oder Fließgrenze* kennzeichnet jenen Wert der Spannung, bei welchem der Werkstoff eine merkliche bleibende Verformung (Dehnung) erleidet, die als Unstetigkeit im Spannungs-Dehnungsdiagramm zum Ausdruck kommt. Dieser Wert wird ebenfalls in kp/mm² (Kilopond Kraft pro mm² Werkstoffquerschnitt) angegeben und im Zugversuch ermittelt.

Die *Dehngrenze*, z. B. die 1%-Dehngrenze, gibt jene Belastung in kp/mm² an, bei der der Prüfstab nach Entlastung eine bleibende Dehnung von 1% seiner ursprünglichen Länge erfährt. Diese Dehngrenze kann bei verschiedenen Werkstoffen genauer bestimmt werden als die Streckgrenze.

Als *Dehnung* (Bruchdehnung) bezeichnet man die vom entlasteten Zustand bis zum Bruch auftretende Verlängerung eines Prüfstabes, welche in Prozent seiner ursprünglichen Länge angegeben wird. Sie ist ein Maß für die plastische Verformbarkeit, z. B. durch Verbiegung.

Der Unterschied zwischen spröden und dehnbaren Werkstoffen kommt quantitativ in den verschiedenen Dehnungswerten zum Ausdruck und ist auch an Reiß- und Biegeproben qualitativ leicht zu erkennen (Abb. 6).

Als *Härte* bezeichnet man in der Technik den Widerstand eines Werkstoffes gegen das Eindringen eines anderen, härteren Körpers. Die Messung

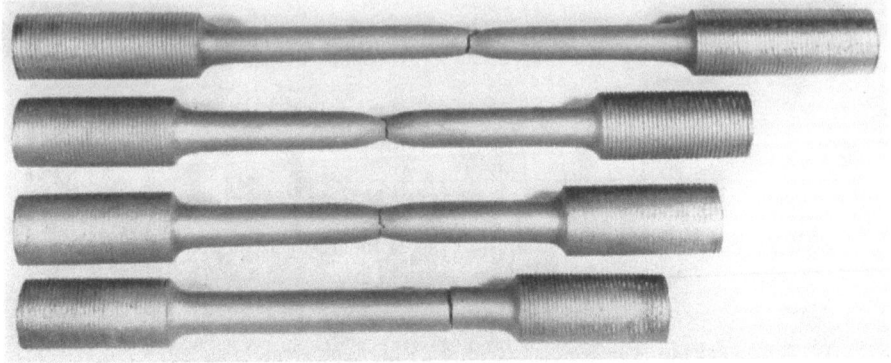

Abb. 6. Reißproben von spröden und dehnbaren Werkstoffen

der Härte erfolgt durch Eindrücken von Kugeln aus Stahl, bzw. Pyramiden und Kegeln aus Diamant mit einer bestimmten Kraft, wobei die Eindringtiefe gemessen wird. Die so ermittelten Vergleichszahlen können mit gewissen Einschränkungen auf Zugfestigkeitswerte umgerechnet werden. Qualitativ wird zwischen harten und weichen Materialien unterschieden.

Alle bisher besprochenen Daten werden in einem einfachen Zug-, bzw. Druckversuch ermittelt und geben das Verhalten gegenüber einer einmaligen Belastung wieder. Zur Prüfung der Wechselbelastung oder auf immer wiederkehrende Belastungen bedient man sich im allgemeinen einer sogenannten Biegewechselmaschine, bei der mit einer einstellbaren Vorspannung die Anzahl von Lastwechseln ermittelt wird, welche zum Bruch führt. Die bei verschiedener Vorspannung erreichte Zahl von Lastwechseln ergibt die bereits besprochene Wöhlerkurve, welche eine für die einzelnen Werkstoffe charakteristische Abhängigkeit darstellt (Abb. 5). Der entlang der Wöhlerkurve eintretende Bruch wird als Dauerbruch bezeichnet.

Die *Dauerfestigkeit* ist dann jener untere Grenzwert der Belastung, bei der eine Erhöhung der Lastwechsel nicht mehr zum Bruche führt. Sie entspricht dem waagrecht auslaufenden Teil der Wöhlerkurve.

E. Vergleich der Belastungsverhältnisse mit den Werkstoffeigenschaften

Ein Vergleich der Ermüdung von Werkstoffen, die in der Wöhlerkurve zum Ausdruck kommt (Abb. 5), mit der Häufigkeitsverteilung der Belastung von Gliedmaßen (Abb. 4) läßt interessanterweise denselben qualitativen Zusammenhang zwischen Belastungsstärke und Häufigkeit erkennen. Dieser Zusammenhang hat für die Praxis die wesentliche Folge, daß ein Implantat bei sehr häufigen geringen Belastungen, z. B. beim Gehen, ebenso brechen kann, wie bei weniger häufiger höherer Belastung, wie z. B. beim Springen.

Da aber kein Patient entweder nur geht oder nur springt, kommt es praktisch zu einer Summierung der durch die einzelnen Belastungsstufen verursachten Schädigungen. Es bleibt dann dem Zufall überlassen, ob der endgültige Bruch gerade bei einer hohen oder aber bei einer niedrigen Belastung eintritt. Die Zeit, nach der ein Implantat infolge eines Dauerbruches versagt, läßt daher im allgemeinen keinen Schluß auf die Art der Belastung zu. Nur bei relativ kurzem Einsatz ist ein Versagen durch eine Vielzahl von Beanspruchungen mit geringer Intensität sehr unwahrscheinlich.

Ein Gewaltbruch wird nur bei Implantaten aus Werkstoffen mit geringen Dehnungswerten, z. B. bei Gußlegierungen, auftreten. Implantate mit hohen Dehnungswerten werden bei einmaliger Beanspruchung nicht brechen, da schon vor Erreichen der dazu notwendigen Belastung eine Verbiegung erfolgt, durch die das Implantat der angreifenden Kraft ausweicht und dadurch wieder entlastet wird.

Es erhebt sich nun vorerst unabhängig von den mechanischen Werten spröder, bzw. dehnbarer Implantate die Frage, ob eine Verbiegung einem Bruch vorzuziehen ist oder umgekehrt. Wenn die mechanische Belastbarkeit bis zum Verbiegen, bzw. bis zum Bruch als gleich hoch angenommen wird, kann diese Frage nur durch die für den Patienten und den Chirurgen entstehenden Folgen entschieden werden. Während die negative Auswirkung für den Patienten bei Bruch oder Verbiegung des Implantates ähnlich sein dürfte, ist es für den Operateur sicherlich einfacher, ein verbogenes Implantat zu extrahieren als ein in zwei oder mehrere Teile zerbrochenes. Eine besonders schwierige Operation, welche die Extraktion mehrerer Teile eines Implantates notwendig machte, wird in Kapitel IV B 2 beschrieben. Dazu kommt, daß röntgenologisch schon eine geringe Verbiegung leichter, ein kleiner Anriß am Implantat aber schwieriger zu erkennen ist.

Nach diesen Betrachtungen ist bei gleicher Dehngrenze von duktilen, bzw. bei gleicher Bruchfestigkeit von spröden Werkstoffen den ersteren eindeutig der Vorzug zu geben. Die Frage, welche Dehnungswerte für ein optimales Verhalten verlangt werden sollten, läßt sich am ehesten aus dem erreichbaren Biegewinkel abschätzen, bei dem das Implantat zu Bruch gehen würde. Als höchste Verbiegung, die in der Praxis vorkommen könnte, sei hier eine solche von 60° angenommen, die schon wegen der anatomischen Folgen als sehr hoch bezeichnet werden kann.

Mit diesem Grenzwert kann nun der Hersteller der Implantate mit der Einschränkung auf eine gewisse Form des Implantates und einem gewissen Werkstoff Dehnungswerte ableiten, die unter normierten Prüfbedingungen erfüllt werden müßten. Die wichtigsten mechanischen Forderungen, welche einen Werkstoff zur Herstellung von Implantaten auszeichnen sollen, sind nach diesen Überlegungen möglichst hohe Dauerfestigkeit, hohe Dehngrenze und relativ hohe Dehnungswerte.

III. Korrosionsbeanspruchung von Implantaten

Nach der mechanischen Festigkeit ist eine gute Verträglichkeit mit dem Gewebe die wichtigste Forderung an ein Implantat. Eine Reaktion des Gewebes mit dem aus artfremdem Material hergestellten Implantat ist nur durch direkten Kontakt möglich und kann sowohl chemischer als auch elektrochemischer Art sein. Diese Reaktionen und ihre Reaktionsprodukte können sowohl das Gewebe als auch das Implantat schädigen. Darüber hinaus kann eine einseitige Reaktion des Gewebes am Implantat ohne jedwelche Beeinflussung des letzteren erfolgen, worauf noch in Kapitel IV A 1 und 2 eingegangen wird.

Eine Schädigung des Implantates durch chemische oder elektrochemische Reaktion wird als Korrosion bezeichnet [84]. Die Ursache dieses Vorganges ist das Bestreben von Metallen und auch anderen Werkstoffen, in einen thermodynamisch stabileren Zustand überzugehen. Das bedeutet bei allen unedlen Metallen den Übergang in Oxide oder Salze und bei den Kunststoffen eine Zersetzung in einfachere anorganische Verbindungen bis zu Wasser und Kohlensäure. Der Korrosionsvorgang geht in jedem Falle von der Oberfläche des Implantates aus, die mit der umgebenden Flüssigkeit in Berührung steht. In vielen Fällen verläuft der Korrosionsangriff jedoch nicht gleichmäßig, sondern nur an bestimmten Stellen des Implantates. Eine solche örtliche Korrosion hat für das umgebende Gewebe meist geringere, für das Implantat selbst aber oft schwerwiegendere Folgen als ein ebenmäßiger Angriff.

A. Korrosionseigenschaften von Metallen

Während nichtmetallische Werkstoffe, z. B. Kunststoffe, nur einer chemischen Korrosion ausgesetzt sind, unterliegen metallische Werkstoffe in Körperflüssigkeiten vor allem einem elektrochemischen Angriff, da sie ihrerseits Elektronen leiten können und das angreifende Medium ein Elektrolyt ist, also Ionen enthält.

Der Vorgang der Metallauflösung findet an der unedleren Anode statt. Für ihn kann folgende Ionengleichung angeschrieben werden:

$$Me \rightleftharpoons Me^{2+} + 2\,e^- \tag{1}$$

Nach dieser Umsetzungsgleichung gehen Metallionen in Lösung, wobei gleichzeitig Elektronen an das Metall abgegeben werden. Dieser Vorgang entspricht einer Oxidation.

Die Metallionen können nun in das Gewebe eindringen und sind dort je nach dem herrschenden pH-Wert entweder als solche beständig oder fallen als Metallhydroxid nach der Gleichung

$$Me^{2+} + 2\,OH^- \rightleftharpoons Me\,(OH)_2 \tag{2}$$

aus. Die durch die Reaktion (2) gegebene Löslichkeit der einzelnen Metall-

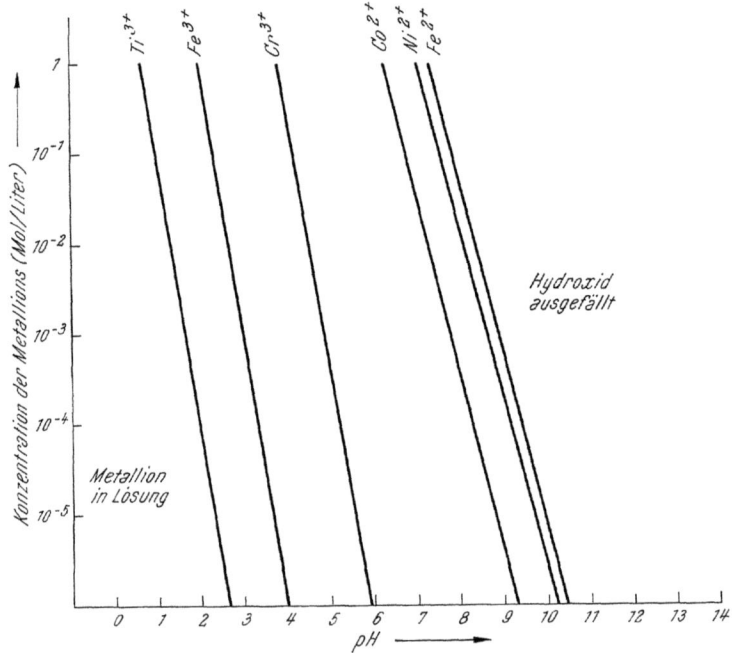

Abb. 7. Löslichkeit verschiedener Metallionen in Abhängigkeit vom pH-Wert

ionen ist in Abb. 7 wiedergegeben [127]. Die Art der Ionen und ihre Wertigkeit hat danach einen starken Einfluß auf das weitere Verhalten im Gewebe (siehe auch Kapitel IV A 2).

Dem beschriebenen Anodenvorgang steht immer ein Kathodenvorgang, also eine Reduktion, gegenüber, deren Art in Gewebeflüssigkeiten nicht näher untersucht wurde. Grundsätzlich können die verschiedensten Redoxsysteme der organischen Substanzen in Betracht gezogen werden, welche ein edleres Potential als das der Metallauflösung besitzen. Daneben müssen

wir in jedem Falle mit der Reduktion des in der Gewebeflüssigkeit lös-
lichen Sauerstoffes nach der Umsetzungsgleichung

$$\tfrac{1}{2}\,O_2 + H_2O + 2\,e^- \rightleftharpoons 2\,OH^- \qquad (3)$$

rechnen.

Aus Gründen der Elektroneutralität (Ausgleich der Ladungen) laufen
Anoden- und Kathodenvorgang, also Oxidation und Reduktion stets gleichzeitig und in äquivalenter Stärke ab. Sie können jedoch an örtlich getrennten
Stellen vor sich gehen, wobei die Korrosion auf den Bereich der Anode beschränkt bleibt. Zwischen Anode und Kathode erfolgt der Ladungsausgleich

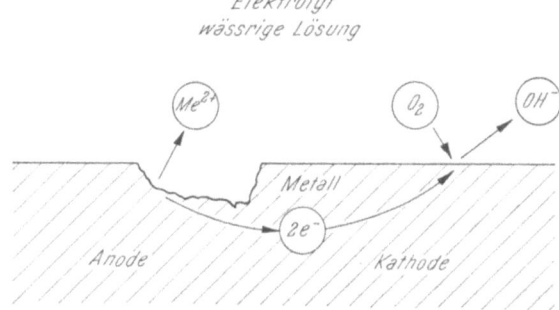

Abb. 8. Schematische Wirkungsweise der elektrochemischen Korrosion

immer durch Elektronenleitung. Der gesamte Vorgang ist in Abb. 8 schematisch angedeutet.

B. Allgemeine Korrosion

Eine gleichförmig abtragende Korrosion tritt nur dann ein, wenn weder
Werkstoff noch Angriffsmittel eine örtliche Differenzierung ihrer Zusammensetzung und ihres Energieinhaltes aufweisen [85]. Dieser Idealfall ist
gerade bei relativ schwachen Angriffsmitteln, also geringem Korrosionsangriff, selten erfüllt, weil hier schon geringe Energieunterschiede im Gefügeaufbau der Werkstoffe, wie Kaltverformungen, Spannungen oder auch nur
örtliche Unterschiede der Oberflächenausführung, zu einem verstärkten
Angriff führen können.

Bei metallischen Werkstoffen mit elektrochemischem Korrosionsmechanismus entspricht einem gleichmäßigen Angriff ein ständiger Wechsel
von anodischen und kathodischen Bereichen. Einem solchen ungestörten
Wechsel von Anode und Kathode wirken aber alle Inhomogenitäten ent-
gegen. Das gilt besonders für passivierbare Metalle, wo eine örtliche Ent-
passivierung meist zu einer stabilen Anode führt. Die Folge ist, daß eine
allgemeine Korrosion in Körperflüssigkeiten bei metallischen Werkstoffen
wegen des elektrochemischen Mechanismus sehr unwahrscheinlich ist.

Bei Kunststoffen ist eine allgemeine Korrosion meist zu vernachlässigen. Die Wirkung der Korrosionsprodukte auf das Gewebe kann jedoch ganz spezifischer Art sein. Das ist besonders dann der Fall, wenn die polymeren Produkte geringe Anteile von Monomeren oder niedermolekularen Polymeren enthalten.

C. Örtliche Korrosion

Eine örtliche Korrosion tritt vor allem bei metallischen Implantaten auf, wo der elektrochemische Korrosionsmechanismus zur Ausbildung stabiler anodischer Bereiche führt. Diese Bereiche sind gegenüber den kathodischen Bereichen im allgemeinen wesentlich kleiner, da der Angriff von Stellen höchster energetischer Differenzierung, also maximaler Inhomogenität, bzw. Schädigung seinen Ausgang nimmt, und eine einmal gebildete Anode in den meisten Fällen nicht mehr ihre Ausdehnung und ihren Ort verändert.

Das Größenverhältnis von Anode zu Kathode kann besonders bei passivierbaren Metallen extrem klein sein, was die Korrosionsgeschwindigkeit an der Anode aus folgenden Gründen beschleunigt: Bei gleich großer Kathode und Anode ist der beinahe immer langsamer verlaufende Kathodenvorgang für den gesamten Korrosionsvorgang geschwindigkeitshemmend. Durch eine relative Vergrößerung der Kathodenfläche kann diese entsprechend dem Oberflächenverhältnis mehr Strom an die Anode liefern, was die Anodenreaktion und damit den Korrosionsvorgang an einer Anode gleichbleibender Größe im selben Verhältnis beschleunigt. Vor allem aus diesem Grunde ist die örtliche Korrosion bei elektrochemischen Vorgängen wesentlich gefährlicher als bei chemischen.

Für die Ausbildung und Stabilisierung örtlicher Anoden ist meist ein ganz spezifisches Zusammenwirken von Werkstoffeigenschaften, mechanischer Beanspruchung und Art des korrodierenden Agens verantwortlich, so daß man zwischen einzelnen Arten von örtlicher Korrosion unterscheiden und diese auch auf verschiedene Ursachen zurückführen kann. Eine solche Unterscheidung ist vor allem dann möglich, wenn das spezifische Zusammenwirken von Werkstoff und Korrosionsmittel zur Ausbildung eigenartiger Formen des Korrosionsangriffes führt.

Die Auswirkungen eines örtlichen gegenüber einem allgemeinen Korrosionsangriff ist demnach immer eine wesentlich tiefergehendere Schädigung, welche durch die gleichzeitige mechanische Belastung in vielen Fällen bis zum Bruch führen kann. Diese Folgen sind oft schwerwiegender als eine stärkere Schädigung des Gewebes durch eine örtliche Anhäufung von Korrosionsprodukten.

Örtliche Korrosionsvorgänge, die auch an Implantaten im praktischen Einsatz beobachtet werden konnten, werden in den folgenden Kapiteln besprochen.

1. Galvanische Korrosion

Eine galvanische Korrosion ist ein elektrochemischer Korrosionsvorgang, bei dem Kathode und Anode aus verschiedenen Metallen bestehen.
Das edlere Metall wird dann zur Kathode und am unedleren Bestandteil
bildet sich eine stabile Anode aus, die zur Auflösung dieses Metalles führt.

Die Korrosionsgeschwindigkeit eines galvanischen Elementes ist im
allgemeinen um so größer, je größer die treibende Kraft, also die Potentialdifferenz zwischen den beiden Metallen ist. Die Potentialdifferenz zweier
Metalle ist jedoch in verschiedenen Medien nicht gleich und auch nicht
identisch mit der in Normallösungen bestimmten Differenz der Normalpoten-

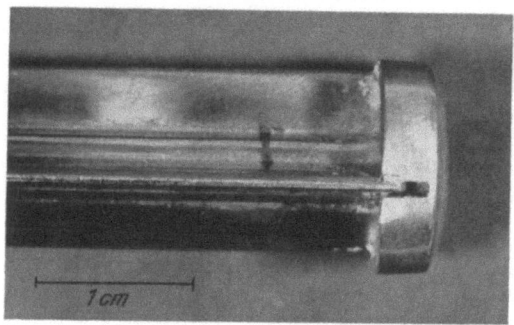

Abb. 9. Galvanische Korrosion eines gelöteten Implantates

tiale der einzelnen Elektroden, sondern meist geringer. Dazu kommt, daß
passivierbare Metalle zwei Potentiale, eines im aktiven und eines im passiven Zustand, annehmen können, die sich erheblich unterscheiden
(siehe Kapitel VII B). Die Korrosionsgeschwindigkeit wird daher besser durch
den zwischen den Elektroden fließenden Kurzschlußstrom bestimmt, der auch
stark von der Art des Elektrolyten und vom Oberflächenverhältnis zwischen Kathode und Anode abhängt. Eine exakte Bestimmung der Korrosionsgeschwindigkeit aus einfachen Strom-Spannungsmessungen ist aber allgemein
nicht möglich, da an der Anode auch kathodische Teilreaktionen statt-
finden, die nur unter gewissen Voraussetzungen von den den Korrosionsvorgang bestimmenden anodischen Teilreaktionen unterschieden werden
können (siehe Kapitel III D).

Bei Implantaten werden Kombinationen verschiedener Metalle heute
relativ selten verwendet, da man mit gelöteten Teilen sehr schlechte Erfahrungen gemacht hat. So zeigt Abb. 9 ein älteres Implantat, dessen Löt-
stelle gegenüber dem edleren, passiven Stahl selektiv herausgelöst wurde.
Unglaublich erscheint uns heute auch die Naivität jener Chirurgen [93],
die eine Aluminiumplatte mit Messingschrauben fixierten und damit dem
bedauernswerten Patienten praktisch eine Batterie einbauten, deren

starker Korrosionsstrom wie beim klassischen Froschschenkelversuch von
LUIGI GALVANI zu schweren Muskelkontraktionen führte. Vom korrosionschemischen Standpunkt nicht weniger bedenklich ist der „Schutz" unbe-
ständiger Werkstoffe durch Überzüge aus edleren Metallen. Jedem mit der
Technik der Implantation vertrauten Chirurgen sollte klar sein, daß eine
Schutzschicht von nur einigen tausendstel oder hundertstel Millimeter
Dicke allein durch das Ansetzen der Werkzeuge bis auf das Grundmaterial
beschädigt werden kann. Das so oder durch andere Beschädigungen frei-
gelegte unedle Grundmaterial wird zu einer Anode, die zu einer Unterhöh-
lung des edleren Überzuges führt. Trotz dieser leicht abzusehenden Folgen
wurden noch im Jahre 1961 verchromte Eisenschrauben beanstandet, die zu
starker galvanischer Korrosion des unlegierten Grundwerkstoffes führten [111].
Über den praktischen Einsatz anderer Metallkombinationen, die jedoch
wegen ihrer geringeren Potentialdifferenz zu weniger schwerwiegenden
Folgen führten, wird im Schrifttum mehrfach berichtet [88, 150]. Die Gefahr einer galvanischen Korrosion besteht jedoch auch dann, wenn ver-
wandte Legierungen zur Erzielung verschiedener mechanischer Eigenschaften einer unterschiedlichen Wärmebehandlung oder Verarbeitung unterworfen wurden. Diese Behandlungen können das Potential einer Legierung
meist in ungünstiger Richtung verändern und beim Kontakt mit anders
behandelten Teilen derselben Legierung Anlaß zu einer galvanischen Korrosion sein.

Selbst homogene Metalle können in örtlich verschieden zusammengesetzten Elektrolyten einer galvanischen Korrosion unterliegen. Im Gewebe kann es in der Umgebung eines Implantates durch die Zellregeneration zu großen Unterschieden im Sauerstoffgehalt kommen, was zum Aufbau eines „Belüftungselementes" führen kann. Bei passivierbaren Legierungen können die an Sauerstoff verarmten Bereiche aktiviert werden und
gegenüber dem als Kathode wirkenden passiven Teil des Implantates stark
korrodieren.

2. Lokalelemente

Von einem Lokalelement spricht man dann, wenn galvanische Korrosion innerhalb kleiner Bereiche ein und desselben Werkstoffes durch örtlich
verschiedene chemische Zusammensetzung oder örtlich unterschiedliche
Verformung auftritt, wobei, wie schon beschrieben, der unedlere Teil zur
Anode wird. Für die Ausbildung solcher Lokalanoden genügen schon geringe Potentialdifferenzen und damit relativ geringe Unterschiede in der
chemischen Zusammensetzung oder im Gefügeaufbau der Implantate.
Lokalelemente bilden sich daher bevorzugt an inhomogenem Material. Vorwiegend betroffen von dieser Korrosionsart sind Zeilen, örtliche Beschädigungen der Oberfläche und örtliche Kaltverformungen.

Ein kennzeichnendes Beispiel für diese Art des Korrosionsangriffes

ist das in Abb. 10 wiedergegebene Implantat. An der Verzahnung des Dreilamellennagels erkennt man im Abstand von wenigen Zehntelmillimetern den

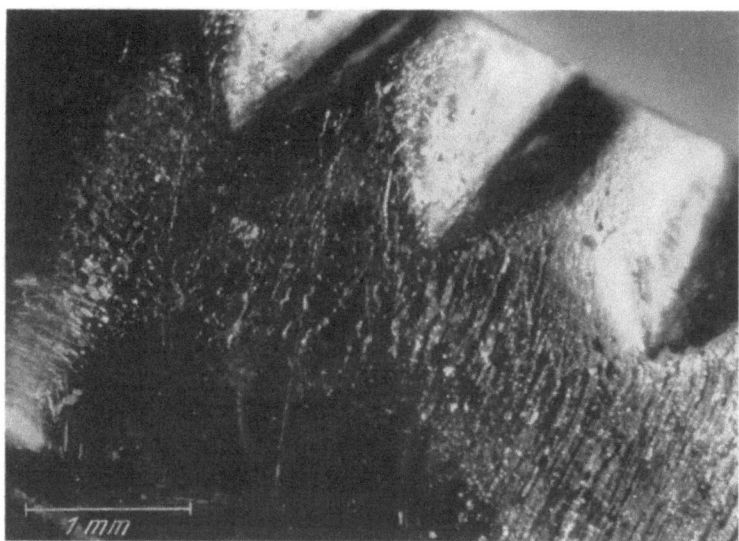

Abb. 10. Korrosion am Kopf eines Dreilamellennagels infolge Lokalelementtätigkeit
an Zeilen

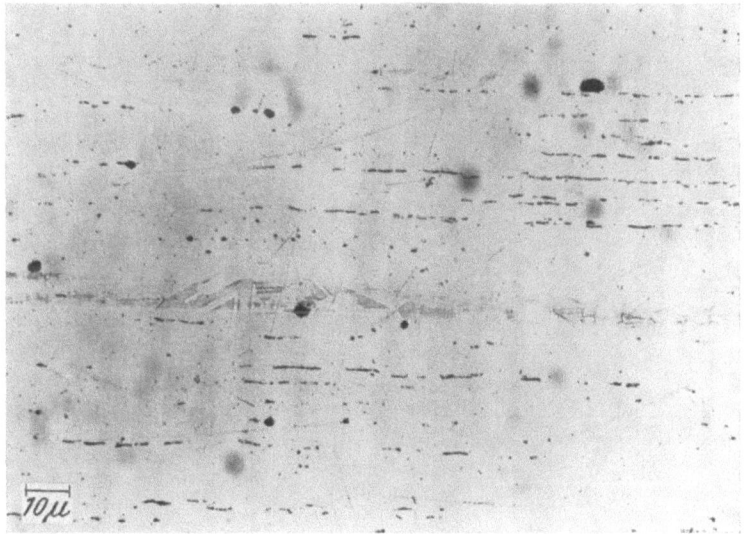

Abb. 11. Gefüge des in Abb. 10 dargestellten Dreilamellennagels

zeilenförmigen Angriff. Die Zeilen liegen parallel zur Achse des Implantates,
also in Richtung der bei der Herstellung der Stäbe angewandten Verformung.

Im geätzten Gefügeschliff trat entlang der nichtmetallischen Einschlüsse, die elektrochemisch kaum wirksam sein können, ein zeiliger An-

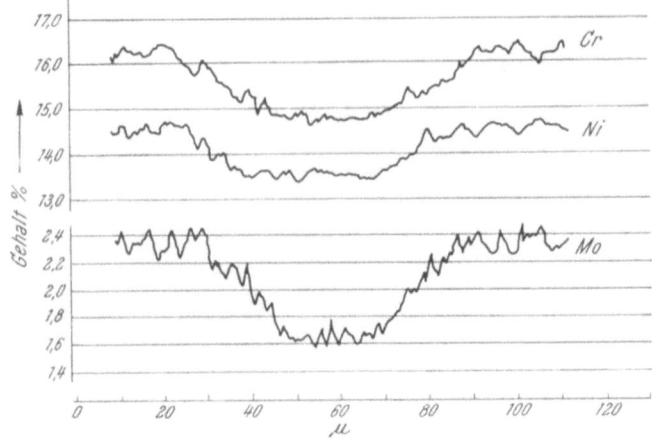

Abb. 12. Örtliche Abweichung der Gehalte an Cr, Ni und Mo als Ursache einer örtlichen Korrosion

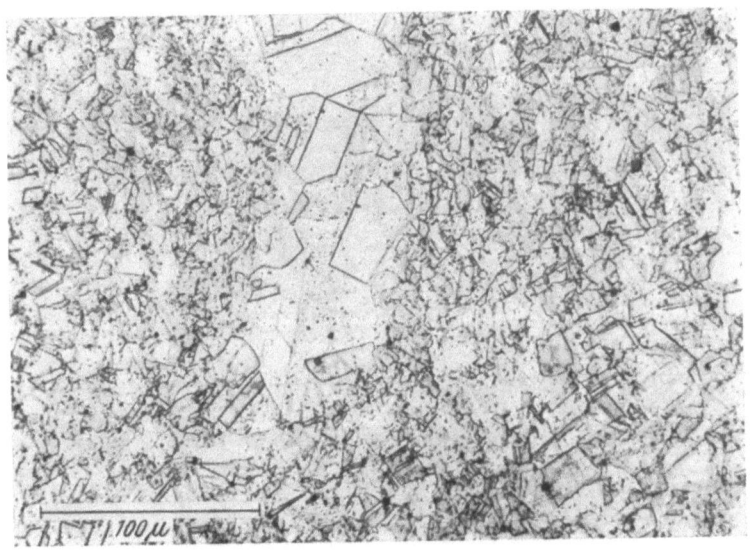

Abb. 13. Unterschiedlicher Gefügeaufbau als Hinweis örtlich verschiedener Zusammensetzung

griff des Cr-Ni-Mo-Stahles in Erscheinung (Abb. 11), der auf örtliche Unterschiede in der chemischen Zusammensetzung hinwies.

Die Probe wurde daher einer örtlichen Analyse mit einer Elektronenstrahl-Mikrosonde unterzogen, wobei der Elektronenstrahl senkrecht zur Richtung der Zeilen geführt wurde. Abb. 12 gibt dieses Profil für die

Elemente Cr, Ni und Mo wieder. Man erkennt deutlich eine mit dem zeiligen Korrosionsangriff gleichläufige örtliche Verarmung, bzw. Anreicherung ins-

Abb. 14. Unterschiedliches Ätzverhalten als Hinweis örtlich verschiedener Zusammensetzung

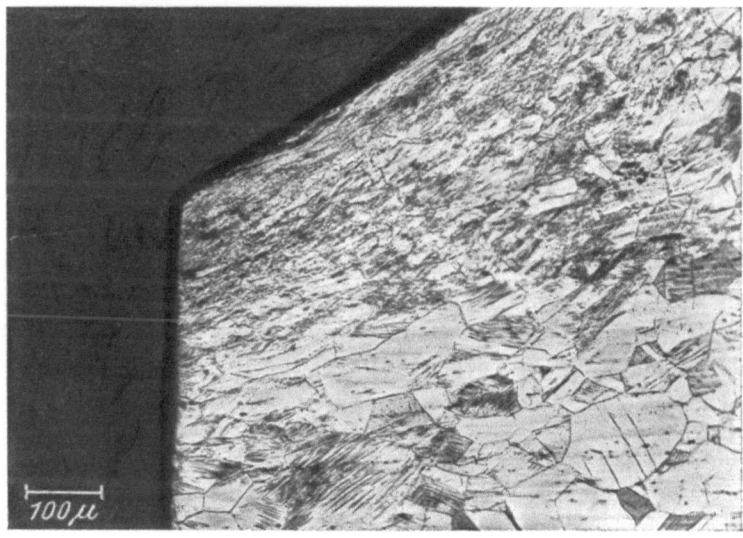

Abb. 15. Durch mechanische Bearbeitung entstandene Kaltverformung an einem Schenkelhalsnagel

besondere der Elemente Chrom und Molybdän. Diese Unterschiede der örtlichen Zusammensetzung wirkten sich auch gegenüber den Körpersäften aus, weil der mittlere Gehalt des für die Passivität verantwortlichen Legierungselementes bei diesem Stahl an der unteren Grenze der Toleranz lag und in den inhomogenen Bereichen unterschritten wurde.

Kleine, für die chemische Beständigkeit aber ausschlaggebende örtliche Unterschiede der chemischen Zusammensetzung von Legierungen sind direkt nur mit hohem Aufwand zu bestimmen, äußern sich aber oft in einem unterschiedlichen Gefügeaufbau, bzw. Ätzverhalten (Abb. 13 und 14).

Leichter zu erkennen sind örtliche Kaltverformungen, die ebenfalls zu einer Lokalelementbildung führen können. Bereiche örtlicher Kaltver-

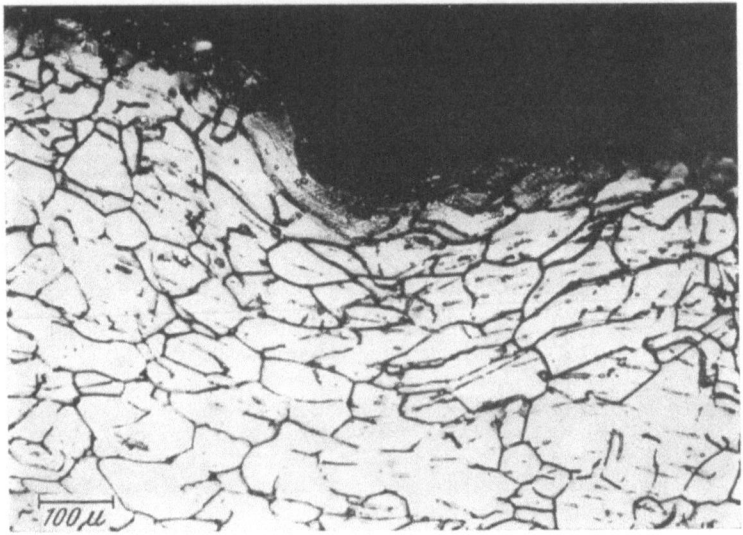

Abb. 16. Kaltverformung infolge der Stempelung eines Implantates

formung entstehen vor allem durch Materialverschiebungen bei der Bearbeitung (Abb. 15), können aber auch durch Eindrücken der Oberfläche, z. B. bei einer Stempelung verursacht werden. Im letzteren Fall ist der Grad der Kaltverformung zwar geringer, der Gefügeschliff läßt aber auch hier eine deutliche Verzerrung der Körner erkennen (Abb. 16).

3. Punktkorrosion

Punktkorrosion (Lochkorrosion, Lochfraß oder pitting) tritt bei passivierbaren Werkstoffen dann auf, wenn die schützende Passivschicht durch Gegenwart von Chlorionen örtlich durchbrochen wird. An dieser Stelle bildet sich eine stabile Anode aus, die bei stärkerem Angriff durch Ausfallen von Metallhydroxiden vom übrigen Elektrolyten getrennt wird. In dem auf diese Weise abgetrennten Anodenraum kommt es infolge des Verbrau-

ches von OH⁻-Ionen bei der Fällung der Metallhydroxide zu einer An-
säuerung, welche den gesamten Korrosionsvorgang weiterhin beschleunigt,
so daß eine Art Autokatalyse gegeben ist. Chlorionen geringer Konzentration

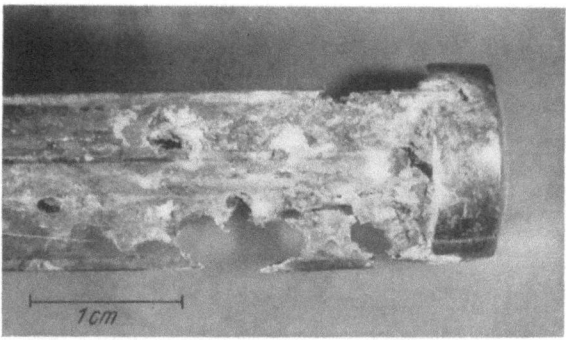

Abb. 17. Lochkorrosion an einem Dreilamellennagel aus niedrig legiertem Stahl

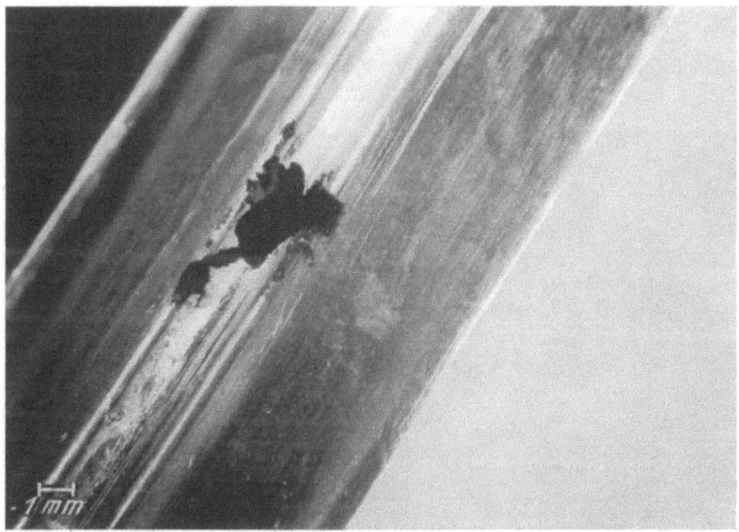

Abb. 18. Lochkorrosion an einem Dreilamellennagel aus einem ferritischen Chromstahl

sind in Körpersäften vorhanden, zu höheren Konzentrationen kommt es bei
Spülungen mit physiologischer Kochsalzlösung im Operationsfeld.

Während diese Art der Korrosion bei niedrig legierten Stählen zu
größeren flachen Löchern führt (Abb. 17), treten bei Chromstählen in
Körpersäften meist örtlich enger begrenzte, aber tiefere Löcher auf (Abb. 18).
Bei Chrom-Nickel-Stählen findet man meist kleinere Löcher (Abb. 19),
deren Eindringtiefe jedoch erheblich sein kann (Abb. 20, 21, 22).

Oft kann man gerade bei Implantaten ein Fortschreiten des Lochfraßes in Walzrichtung beobachten. Das trifft für die verschiedenen Legierungstypen

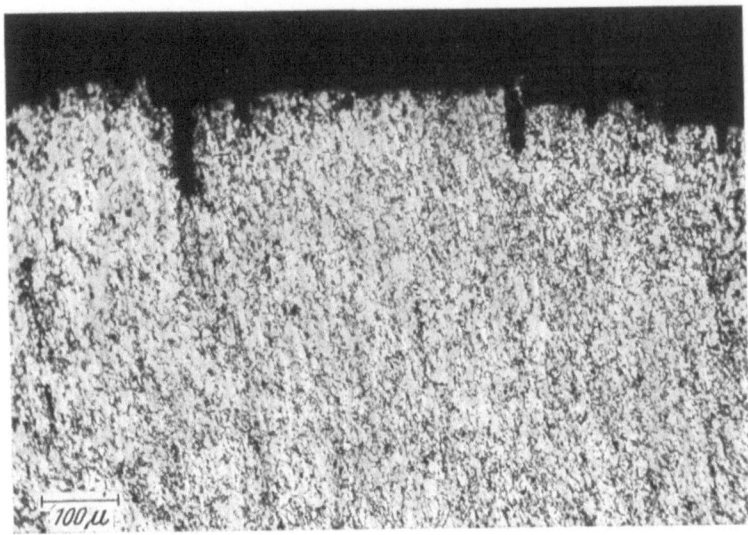

Abb. 19. Lochkorrosion an der Bruchstelle einer Platte aus austenitischem Cr-Ni-Stahl

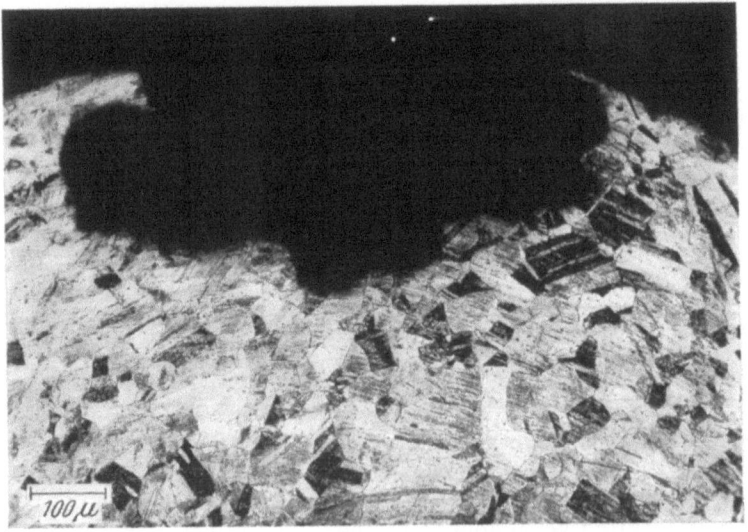

Abb. 20. Querschnitt durch eine Lochkorrosionsstelle an einem Oberschenkelmarknagel aus austenitischem Cr-Ni-Stahl

in gleicher Weise zu, wobei es je nach Lage der Oberfläche des Implantates zur Verformungsrichtung zur Ausbildung charakteristischer Angriffsformen kommt (Abb. 23, 24, 25). Im Längsschliff ist die Ausrichtung des

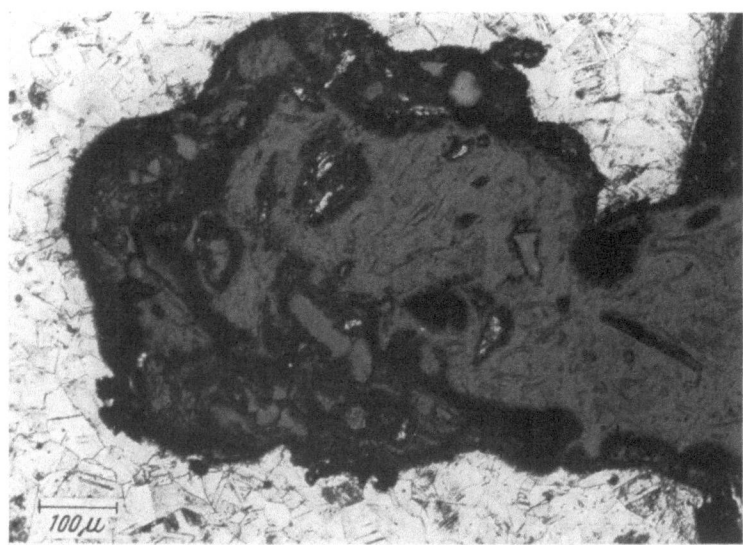

Abb. 21. Querschnitt durch eine Lochkorrosionsstelle an einem Schenkelhalsnagel
aus austenitischem Cr-Ni-Stahl

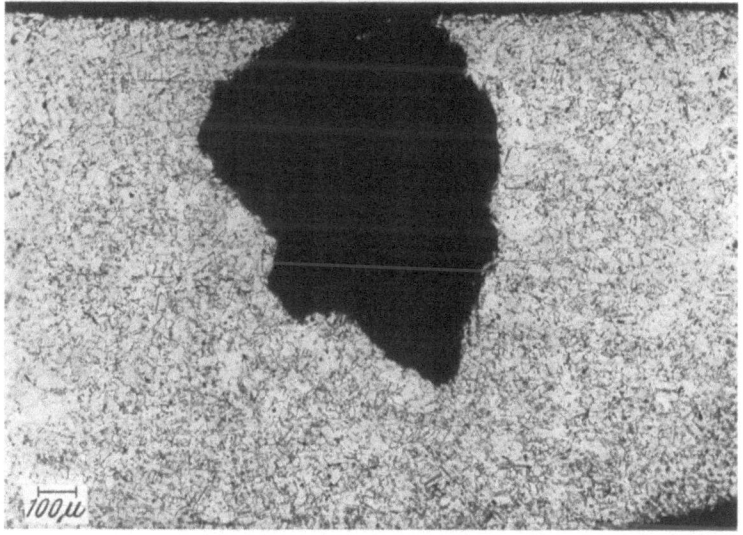

Abb. 22. Querschnitt durch eine Lochkorrosionsstelle an einem Schenkelhalsnagel
aus austenitischem Cr-Ni-Mo-Stahl

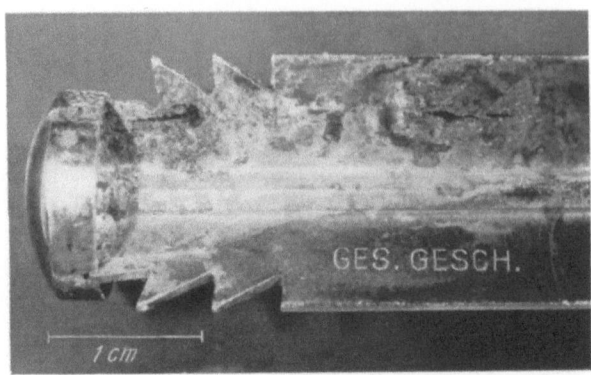

Abb. 23. Selektives Vordringen der Lochkorrosion in Verformungsrichtung an einem
Dreilamellennagel aus Cr-Stahl

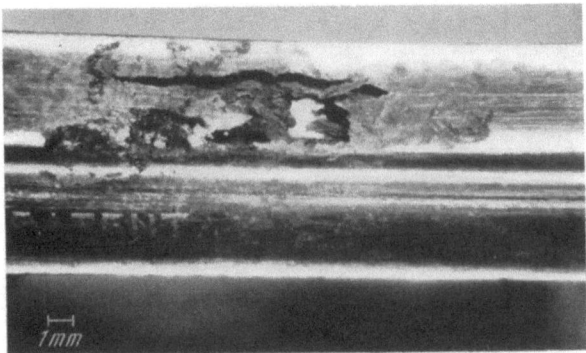

Abb. 24. Selektives Vordringen der Lochkorrosion an einem Dreilamellennagel aus
Cr-Stahl

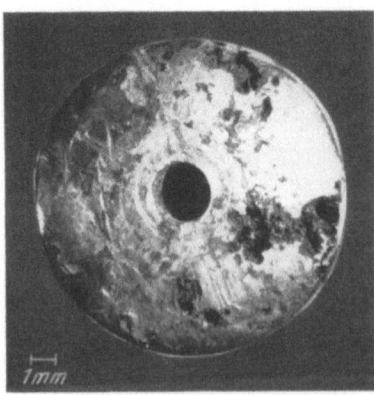

Abb. 25. Selektives Vordringen der Lochkorrosion in Verformungsrichtung am Kopf
eines Dreilamellennagels aus Cr-Stahl

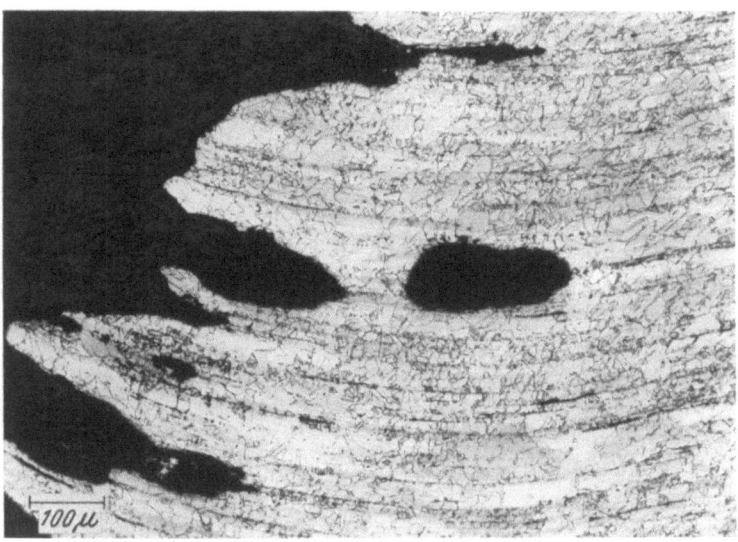

Abb. 26. Selektives Vordringen der Lochkorrosion in Verformungsrichtung an Implantaten aus austenitischen Cr-Ni-Stählen

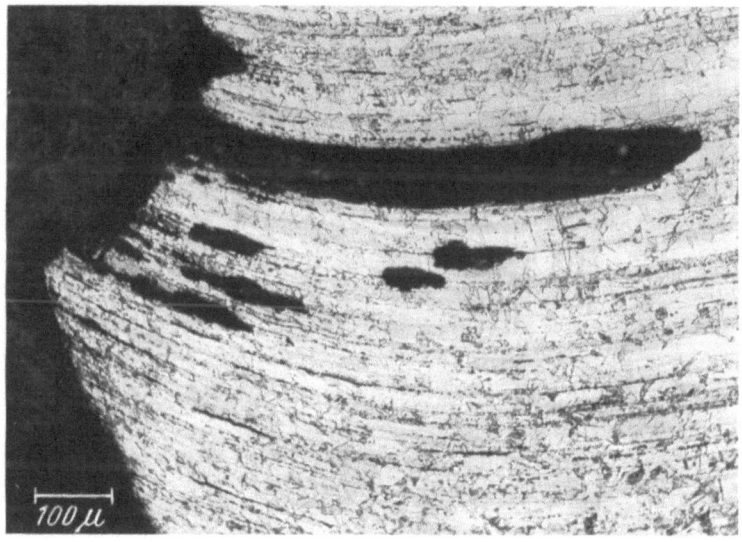

Abb. 27. Selektives Vordringen der Lochkorrosion in Verformungsrichtung an Implantaten aus austenitischen Cr-Ni-Stählen

Korrosionsangriffes entlang der Verformungslinien des Werkstoffes besonders deutlich zu erkennen (Abb. 26 und 27). Bei den für Implantate heute allgemein verwendeten chemisch beständigen Cr-Ni-Stählen wird die Beständigkeit gegen Lochkorrosion durch Erhöhung der Gehalte an Molybdän und Chrom wesentlich verbessert. Bei Cr-Gehalten von 18% führen Mo-Gehalte über 2,5% zu einer weitgehenden Sicherheit gegen Lochfraß.

4. Interkristalline Korrosion

Die interkristalline Korrosion ist eine spezifische Korrosionserscheinung von Chrom- und Chrom-Nickel-Stählen, welche auf der Ausscheidung

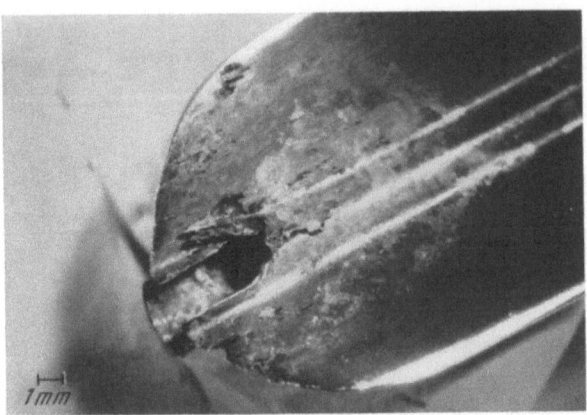

Abb. 28. Interkristalliner Angriff an der Spitze eines Dreilamellennagels aus Cr-Stahl

von Chromkarbiden an den Korngrenzen des Gefüges infolge einer Wärmebehandlung im Temperaturbereich von etwa 500 bis 800° beruht. In der Umgebung der ausgeschiedenen Chromkarbide verarmt die metallische Grundmasse durch den Verbrauch des Chroms an diesem Legierungselement und verliert damit die Fähigkeit, sich zu passivieren. Der chromverarmte Bereich bildet sich als außerordentlich schmale Zone entlang der an den Korngrenzen ausgeschiedenen Karbide aus und wird in Gegenwart eines entsprechenden Elektrolyten zu einer stabilen Anode.

Der Angriff entlang der Korngrenze kann unter diesen Voraussetzungen viele Korndurchmesser betragen und damit den gesamten Querschnitt der gebräuchlichen Implantate durchdringen. Die angegriffenen Zonen bleiben auch dann so schmal, daß an der Oberfläche nur wenige Korrosionsprodukte in Erscheinung treten.

Der mechanische Zusammenhalt des Gefüges geht jedoch vollkommen verloren, was zu einem empfindlichen Abfall der Festigkeits- und Dehnungswerte, und im letzten Stadium zu einem Zerfallen der Implantate führt.

Abb. 28 zeigt die Spitze eines durch interkristalline Korrosion geschädigten Dreilamellennagels. Ein Bruchstück eines Marknagels, der infolge
interkristalliner Korrosion im Knochenmark in mehrere Teile zerfiel, ist

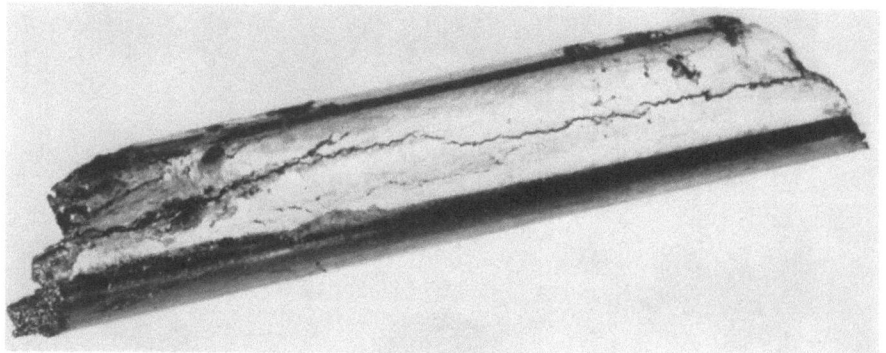

Abb. 29. Bruchstück eines durch interkristalline Korrosion zerstörten Marknagels aus
Cr-Ni-Stahl

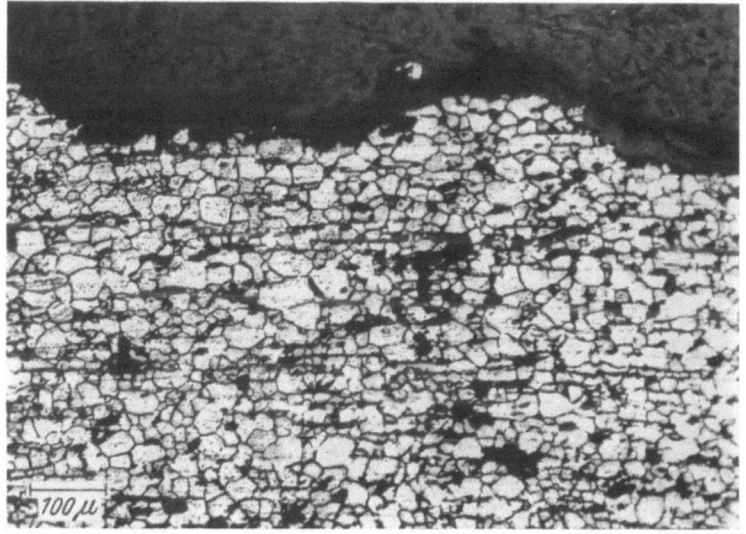

Abb. 30. Korngrenzenangriff im Gefügeschliff eines interkristallin korrodierten
Marknagels aus austenitischem Cr-Ni-Stahl mit feinem Korn

in Abb. 29 wiedergegeben. Das durch diese Art der Korrosion geschädigte
Gefüge zeigen die Abb. 30 und 31 bei verschieden großem Austenitkorn.
Hier war der Angriff schon so weit fortgeschritten, daß einzelne Körner
aus dem Verband herausfielen.

Wie andere Arten des Korrosionsangriffes, kann auch interkristalline
Korrosion durch Kaltverformung und Materialfehler eine erhebliche Be-

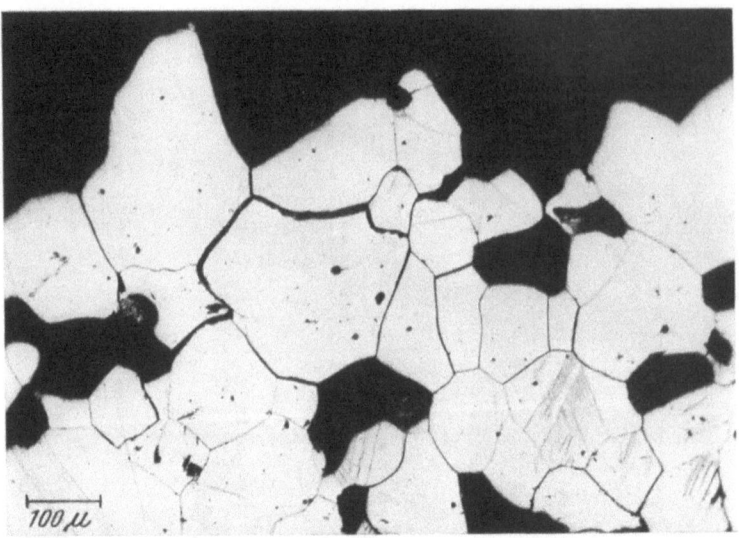

Abb. 31. Korngrenzenangriff im Gefügeschliff eines interkristallin korrodierten
Marknagels aus austenitischem Cr-Ni-Stahl mit grobem Korn

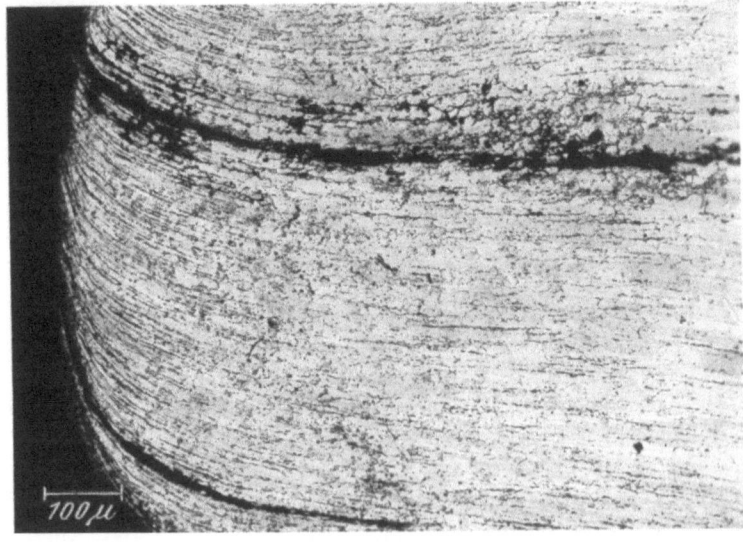

Abb. 32. Vordringen der interkristallinen Korrosion entlang von Materialfehlern in
Richtung der Verformung an einem Marknagel aus austenitischem Cr-Ni-Stahl

schleunigung erfahren, was zum Vordringen entlang der Verformungslinien führt (Abb. 32).

Die interkristalline Korrosion der passivierbaren Cr- und Cr-Ni-Stähle
läßt sich durch Herabsetzen des Kohlenstoffgehaltes unter 0,04% oder
durch ein Abbinden desselben durch starke Karbidbildner wie Titan, Niob
und Tantal mit Sicherheit beherrschen. Bei Cr-Ni-Stählen mit höheren Kohlenstoffgehalten führt auch ein Abschrecken von Temperaturen über 1000°
zum Ziel. Nach dieser Endwärmebehandlung darf jedoch keine weitere
thermische Beeinflussung bei der Bearbeitung erfolgen, da diese wiederum
zur Ausscheidung von Korngrenzenkarbiden führen kann. Durch Einführung
von Stählen mit extrem niedrigem C-Gehalt wurde diese Art des Angriffes
bei Implantaten seltener beobachtet. Dabei ist leider nicht zu entscheiden,
ob noch immer ungeeignete Werkstoffe zur Herstellung von Implantaten
verwendet oder Implantate aus älteren Lagern in den Handel gebracht
wurden.

5. Spannungsrißkorrosion

Spannungsrißkorrosion entsteht durch gleichzeitiges bezüglich Werkstoff und Angriffsmittel ganz spezifisches Zusammenwirken von Werkstoff-
art, Zusammensetzung des Angriffsmittels und mechanischer Spannung
und führt zur Ausbildung von Rissen senkrecht zur Richtung der angreifenden Spannung. Diese Risse schreiten rasch fort und verringern den be-
lastbaren Querschnitt. Die Folge ist meist ein mechanischer Gewaltbruch
des auf diese Weise geschwächten Implantates. Bei metallischen Werkstoffen beruht Spannungsrißkorrosion zum Unterschied von Kunststoffen
auf einem elektrochemischen Mechanismus. Die Stelle höchster Spannung
wird dabei zur Lösungsanode, welche hier am Grunde eines fortschreitenden
Risses weiter in den Werkstoff eindringt. Bei den chemisch beständigen
Chrom-Nickel-Stählen tritt diese Erscheinung bei höheren Temperaturen
und höheren Konzentrationen von Chloriden auf. Ihr Vordringen erfolgt in
charakteristischer Weise quer durch den Gefügeaufbau, also transkristallin
mit mehr oder weniger starker Verzweigung (Abb. 33). Es besteht jedoch
berechtigter Zweifel, ob bei austenitischen Cr-Ni-Stählen Spannungsrißkorrosion in Körpersäften überhaupt auftreten kann, da für diese Stahlgruppe nach neueren Versuchsergebnissen weder die Temperatur noch die
Konzentration an Chloriden in Körpersäften ausreichend ist (Abb. 34).
Bei den verschiedentlich an Implantaten beschriebenen Fällen von Spannungsrißkorrosion [35, 160] besteht daher der Verdacht, daß die als Spannungsrißkorrosion angesprochenen Schadensfälle einem Korrosionsdauerbruch zuzuordnen sind, der ebenfalls vorwiegend transkristallin verläuft
(siehe Abb. 38, 39, 40).

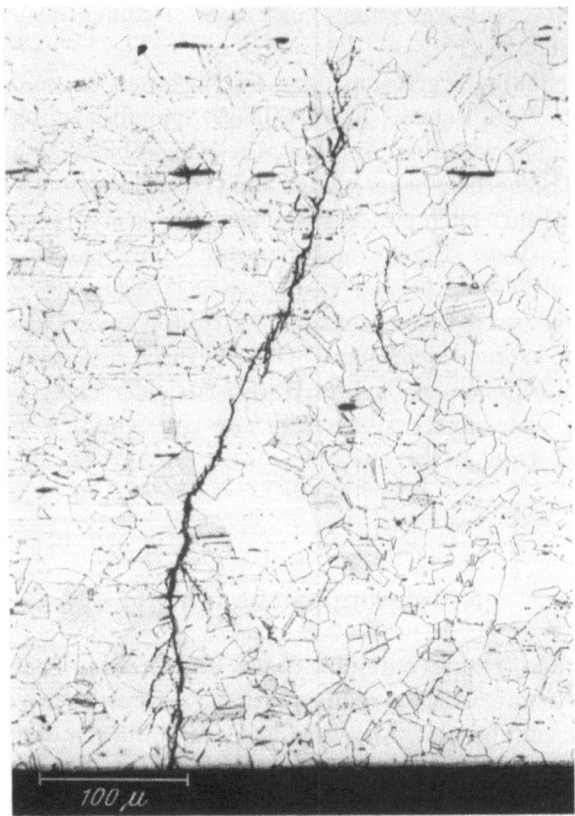

Abb. 33. Gefügebild eines durch Spannungsrißkorrosion geschädigten austenitischen
Cr-Ni-Stahles

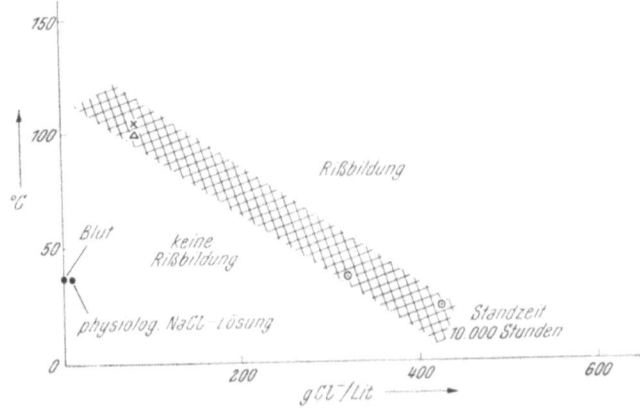

Abb. 34. Auftreten der Spannungsrißkorrosion austenitischer Cr-Ni-Stähle in Abhängigkeit von Konzentration und Temperatur des Angriffsmittels. × Meßwert nach
[133], △ Meßwert nach [83], ⊙ extrapol. Werte nach [82]

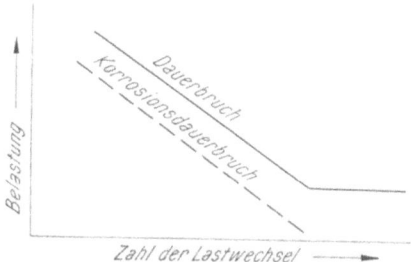

Abb. 35. Absinken der Dauerwechselfestigkeit durch gleichzeitige
Korrosionsbeanspruchung (schematisch)

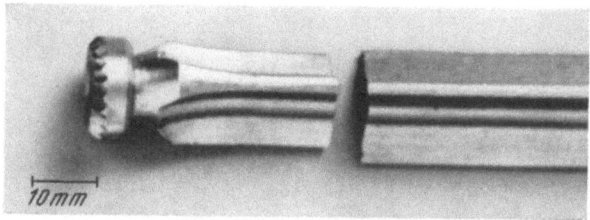

Abb. 36. Korrosionsdauerbruch eines Dreilamellennagels aus austenitischem
Cr-Ni-Mo-Stahl

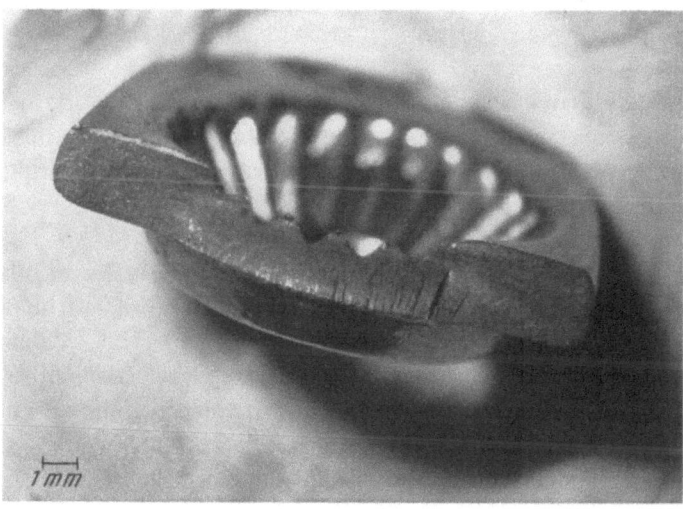

Abb. 37. Korrosionsdauerbruch einer Platte aus austenitischem Cr-Ni-Mo-Stahl

6. Korrosionsdauerbrüche

Korrosionsdauerbrüche entstehen wie Dauerbrüche durch wechselnde mechanische Belastung jedoch in Gegenwart eines korrodierenden Mediums. Nach Versuchen in verschiedenen Lösungen ist bekannt, daß eine Verschiebung der Wöhlerkurve zu ungünstigeren Werten schon durch Agenzien geringer Aggressivität erreicht wird [43]. Diese Verschiebung der Wöhlerkurve durch den Faktor Korrosion ist in Abb. 35 schematisch wiederge-

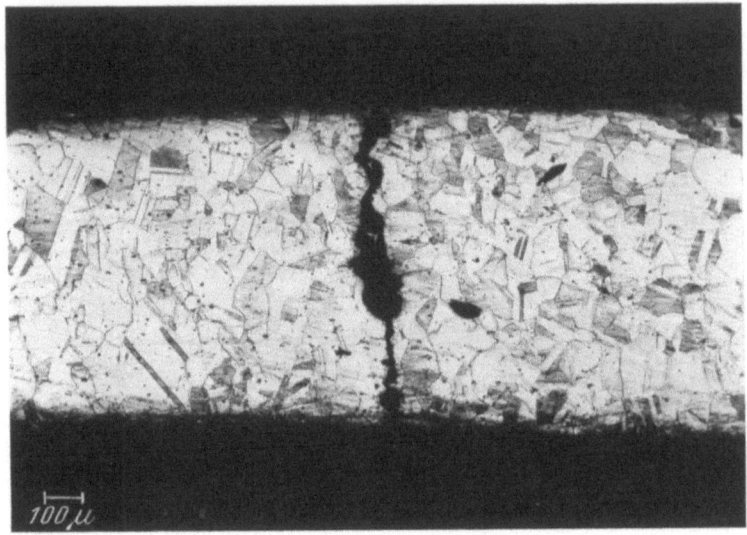

Abb. 38. Korrosionsdauerbruch eines Schenkelhalsnagels aus austenitischem Cr-Ni-Mo-Stahl im Schliffbild

geben. Wie alle Dauerbrüche ohne Einwirkung der Korrosion, gehen auch Korrosionsdauerbrüche von Spannungsspitzen aus, welche durch Kerben und Inhomogenitäten der Oberfläche verursacht werden. Charakteristische Beispiele für Korrosionsdauerbrüche sind in den Abb. 36 und 37 wiedergegeben.

Die erste Abbildung zeigt den Bruch eines Dreilamellennagels, der von einer Kerbe, die zur Verankerung als eine Art Widerhaken dienen sollte, seinen Ausgang nahm. Dauerbrüche können aber auch bei weniger scharfen Kerben auftreten, wie Abb. 37 an einer Platte zeigt. Hier trifft jedoch die Kerbe mit der Zone höchster mechanischer Beanspruchung zusammen, was zum Ausfall vieler Teile dieses Typs führte.

Korrosionsdauerbrüche verlaufen in austenitischen Cr-Ni-Stählen vorwiegend transkristallin (Abb. 38, 39, 40), was eine Unterscheidung gegenüber einer Spannungsrißkorrosion erschwert. Das gilt besonders für den in Abb. 39 dargestellten Anriß, der sich vom typischen Verlauf einer Span-

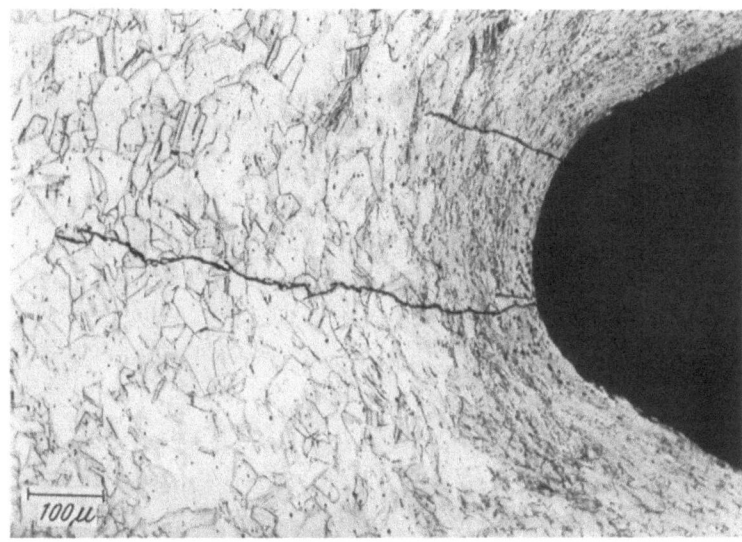

Abb. 39. Korrosionsdauerbruch einer Schraube aus austenitischem Cr-Ni-Mo-Stahl
im Schliffbild

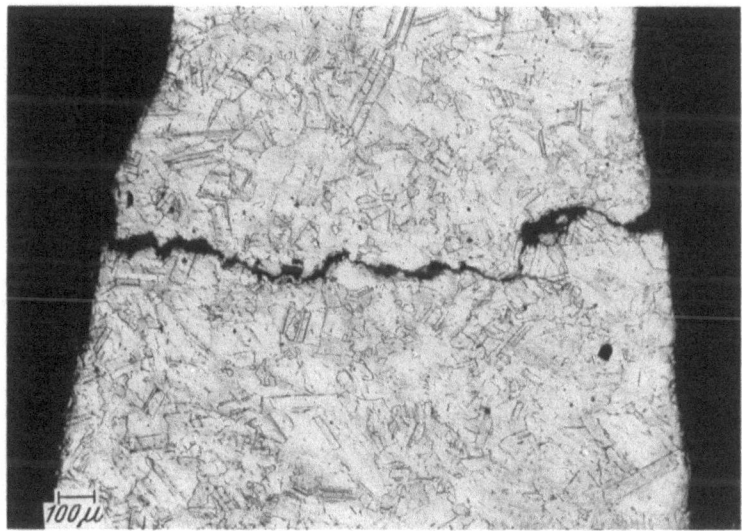

Abb. 40. Korrosionsdauerbruch eines Schenkelhalsnagels aus austenitischem
Cr-Ni-Mo-Stahl im Schliffbild

nungsrißkorrosion (Abb. 33) nur durch eine geringere Verzweigung unterscheidet.

Eine Verbesserung des Verhaltens von Implantaten gegenüber Korrosionsdauerbrüchen konnte durch Erhöhung der Festigkeit der verwendeten

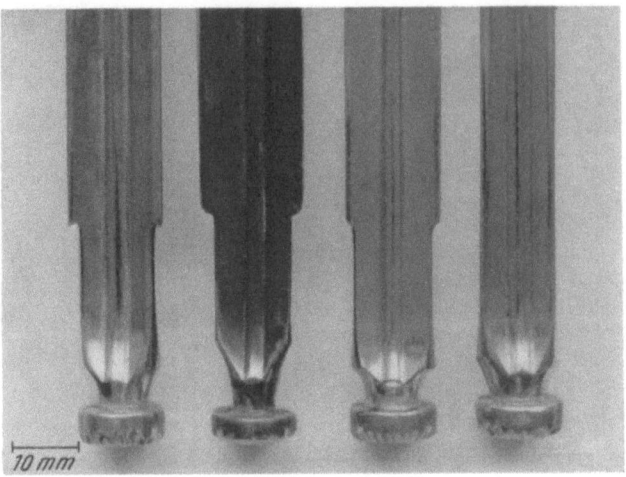

Abb. 41. Verbesserung der Formgebung von Dreilamellennägeln zur Erzielung eines höheren Widerstandes gegen Korrosionsdauerbrüche

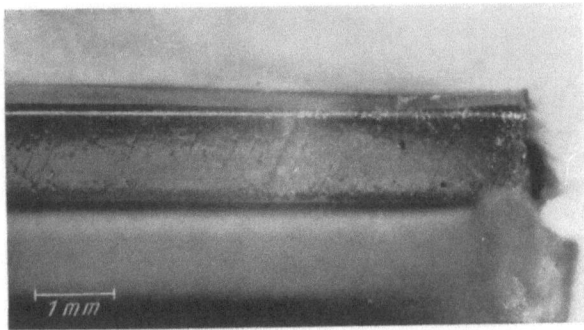

Abb. 42. Punktkorrosion an der Kante eines Marknagels aus Cr-Ni-Mo-Stahl als Ursache eines Korrosionsdauerbruches

Werkstoffe, wirksamer jedoch durch bessere Anpassung der Form an die mechanische Beanspruchung, erreicht werden.

Als Beispiel dafür sei auf verschiedene Ausführungen von Dreilamellennägeln hingewiesen, die in Abb. 41 wiedergegeben sind. Man erkennt hier deutlich die schrittweise Annäherung an eine Implantatform, bei der Abstufungen der Oberfläche weitgehend vermieden werden. Das Beispiel zeigt aber auch, wie unbeschwert viele Hersteller von Implantaten auf die Wün-

sche einzelner Chirurgen eingehen und dabei schwerwiegende konstruktive
Fehler vollkommen außer acht lassen (vgl. auch Kapitel V A).

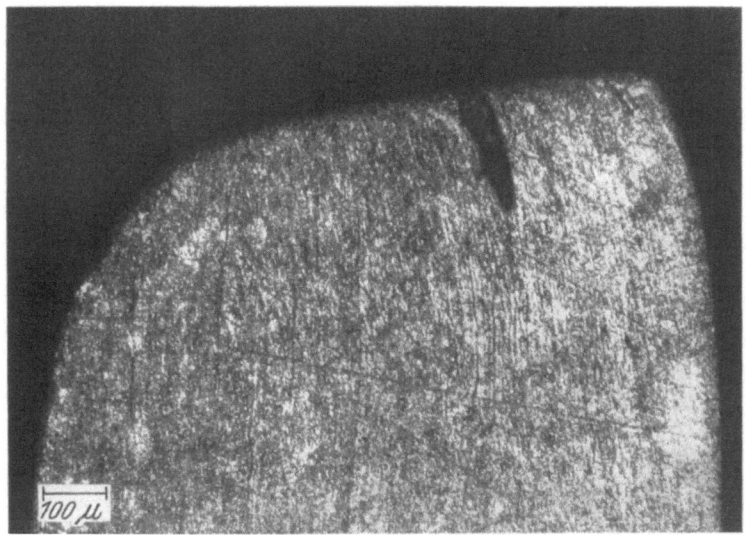

Abb. 43. Querschliff durch ein Loch des in Abb. 42 dargestellten Nagels

Grenze zwischen

Dauerbruch   Gewaltbruch

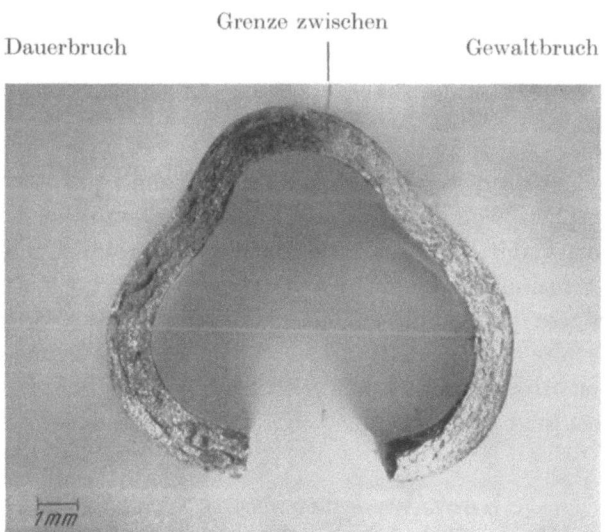

Abb. 44. Bruchfläche des Marknagels aus austenitischem Cr-Ni-Mo-Stahl

Auch ein örtlicher Korrosionsangriff kann, wenn er an Stellen hoher
mechanischer Belastung auftritt, Ursache und Ausgangspunkt eines Korrosionsdauerbruches sein. Ein solches Zusammenwirken einer geringfügigen
und ohne Vergrößerung kaum sichtbaren Punktkorrosion mit einer Biege-

wechselbeanspruchung trat z. B. an einem Marknagel auf und führte zu
seinem Bruch. Die Punktkorrosion (Abb. 42) ging hier von vielen Stellen
an der Kante des Nagels aus und verlief in Richtung der Zeilen des Materials.
Dieser Verlauf ist im Gefügeschliff eindeutig zu beobachten (Abb. 43).
An der Bruchstelle kann man in Abb. 44 den Übergang vom Dauerbruch
(dunkle Zone) zum Gewaltbruch des geschwächten Implantatquerschnittes
(hellere Zone) erkennen. Der Dauerbruch selbst nahm seinen Ausgang eindeutig von einer in Zeilenrichtung verlaufenden Lochkorrosion (Abb. 45).

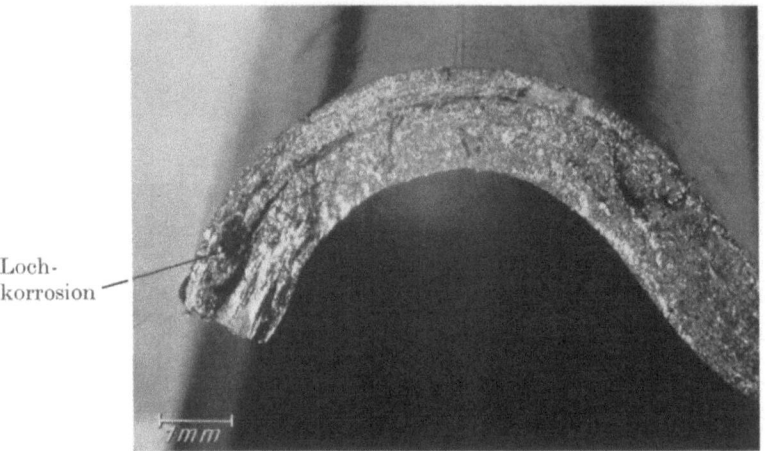

Abb. 45. Bruchfläche des Marknagels aus austenitischem Cr-Ni-Mo-Stahl

Die Größe und Form dieser Korrosionsstellen stimmt gut mit dem Verlauf
des knapp daneben liegenden Loches (Abb. 43) überein, so daß der Bruch
auch von einem anderen Loch seinen Ausgang hätte nehmen können.
    Dieser Korrosionsfall beleuchtet klar die Wichtigkeit der Forderung
nach vollkommener Beständigkeit gerade gegenüber einer örtlichen Korrosion, deren Gefahr nicht so sehr in einer örtlichen Schädigung des Gewebes
durch die Korrosionsprodukte, als vielmehr in einer Schädigung des Implantates selbst liegt.

7. Kontakt- oder Reibkorrosion
(Face Corrosion, Fretting Corrosion)

Einer Kontakt- oder Reibkorrosion sind praktisch alle Werkstoffe unterworfen, da durch die Reibung zwischen zwei gleichen oder verschiedenen
Werkstoffen sowohl die gebildete Schutz-, bzw. Passivschicht ständig zerstört wird, als auch eine örtliche Kaltverformung eintreten kann. Beide
Faktoren führen zur Ausbildung einer örtlichen Anode und damit zur Kor-

rosion der Reibstellen, an denen außerdem alle den Korrosionsvorgang hemmenden Korrosionsprodukte ständig mechanisch entfernt werden.

Diese Form des Korrosionsangriffes tritt vor allem bei Verschraubungen auf, wofür die Abb. 46, 47, 48 als Beispiele dienen können. Im Gefüge-

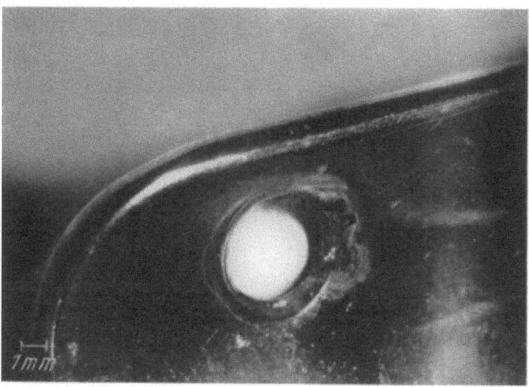

Abb. 46. Reibkorrosion zwischen Schraube und Platte aus einem Cr-Ni-Mo-Stahl

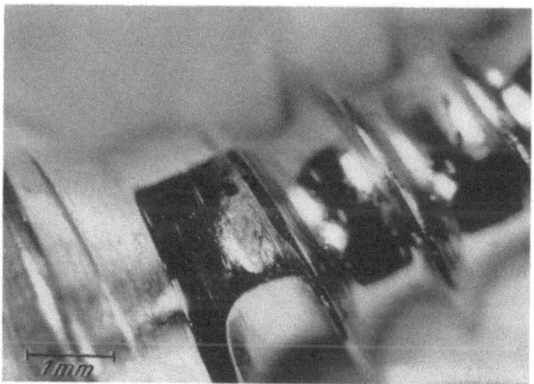

Abb. 47. Beschädigung einer Schraube infolge Reibkorrosion

schliff sind Reibkorrosionsstellen im allgemeinen als flache Vertiefungen zu erkennen, deren Oberfläche gegenüber dem polierten Implantat eine deutliche Aufrauhung erkennen läßt (Abb. 49).

Abriebstellen sind bei der Entfernung des Implantates an ihren Korrosionsprodukten meist leicht zu erkennen und werden auch häufig beschrieben und reklamiert [22, 35].

Zur Herabsetzung der Reibkorrosion und ihrer Folgen auf das Gewebe können sowohl Konstrukteur als auch Operateur beitragen. Der erstere sollte für eine ideale Passung der Schraubenköpfe, der letztere für ein richtiges Einbringen in die Versenklöcher Sorge tragen.

Der Art der Werkstoffe kommt dabei wie bei allen anderen Korrosionsvorgängen insofern eine wesentliche Bedeutung zu, als das Gewebe auf ihre

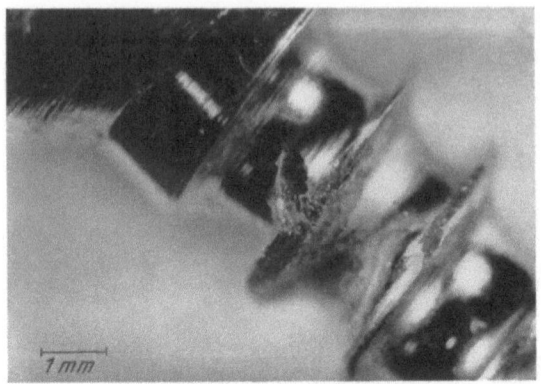

Abb. 48. Beschädigung einer Schraube infolge Reibkorrosion

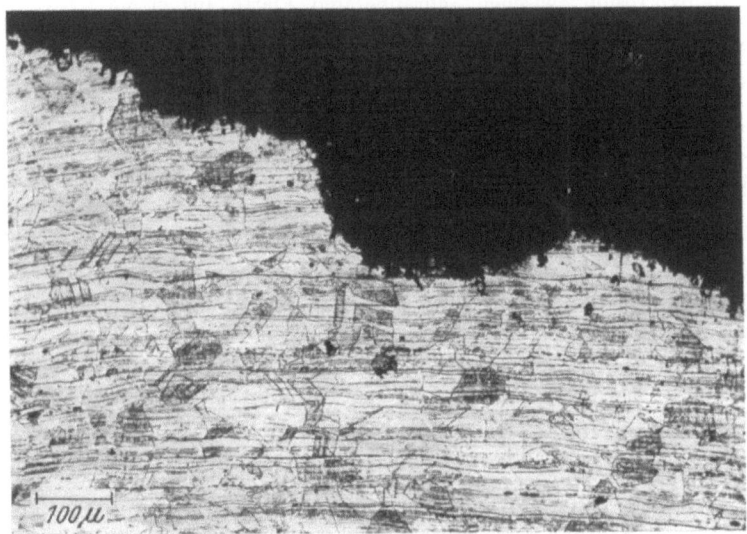

Abb. 49. Querschliff durch eine Reibkorrosionsstelle

verschiedenen Korrosionsprodukte in unterschiedlicher Weise reagiert. Über diese Reaktionen wird bei der Behandlung der Metallose (Kapitel IV) noch die Rede sein.

8. Metallübertragung

Örtliche Reibkontakte von Implantaten mit anderen Metallen treten bei der Verarbeitung der Implantate und bei der Operation auf. Dabei bleiben geringe Mengen fremder Metalle, die von den Werkzeugen abgerieben wurden, auch am Implantat haften. Man bezeichnet diesen Vorgang daher als Metallübertragung (Metallic Transfer) [19, 112]. Die Entfernung der Fremdmetallreste vom Implantat ist nach der Verarbeitung der Implantate durch eine Nachreinigung am besten mittels einer Elektropolitur leicht durchzuführen. Nach der Operation ist eine derartige Reinigung aber unmöglich.

Die Korrosionsbeständigkeit der an der Oberfläche der Implantate fest haftenden, durch den hohen Druck der Werkzeuge örtlich sogar angeschweißten Metallreste hängt in erster Linie von der Zusammensetzung der Werkzeuge ab und ist im allgemeinen geringer als die der Implantate.

Das gilt sowohl für die aus verschiedenen unbeständigen Stählen hergestellten Bearbeitungswerkzeuge als auch für das meist aus härtbaren Cr-Stählen bestehende Werkzeug der Chirurgen.

Aber selbst dann, wenn Implantat und Werkzeug aus derselben Legierung bestehen, kann es zu örtlichen Korrosionserscheinungen an den Berührungsstellen kommen, weil dort sowohl die übertragenen als auch die vom Implantat selbst stammenden Metallteile einer starken Kaltverformung unterliegen, die ihren Gefügeaufbau zerstört und damit auch ihr elektrochemisches Potential in Richtung einer Aktivierung, also Verunedelung, verändert. Die anhaftenden Metallreste werden daher gegenüber dem ungeschädigten Implantat zu Anoden und korrodieren in dem so aufgebauten galvanischen Element bis zu ihrer vollständigen Auflösung. Die Größe und Lebensdauer dieser Anoden hängt von der Art und Menge der übertragenen oder verformten Metallteile ab und ist damit durch die Art der Werkzeuge, ihrer Härte im Vergleich zum Implantat und den Druck bei ihrer Handhabung bestimmt[3].

Der galvanische Korrosionsvorgang klingt mit der Verzehrung der unedleren Metallreste ab und kommt zum Stillstand, wenn die geschädigte Zone aufgelöst wurde. Die entstandenen Korrosionsprodukte und die auf den Anodenraum beschränkte Absenkung des pH-Wertes können aber auch zu einer weiteren örtlichen Korrosion dieses Bereiches führen. Bei Implantaten mit hoher Korrosionsbeständigkeit bleibt der durch Metallübertragung verursachte Angriff auf eine geringe Angriffstiefe beschränkt. Gegenüber der Reibkorrosion wird die Gefahr eines stärkeren Angriffes infolge Metallübertragung oft überschätzt, weil die Metallübertragung bevorzugt an jenen Stellen auftritt, die dem Chirurgen bei der Entfernung der Implantate als erste ins Auge fallen. Das sind vor allem die Schlitze, bzw. der Imbus der Schrauben [92].

Während die Metallübertragung selbst auf radiochemischem Wege nach-

---

3 Die übertragenen Metallmengen sind dabei relativ gering und betragen weniger als 0.1 mg [92].

gewiesen wurde [18], erbrachten umfangreiche statistische Untersuchungen den eindeutigen Nachweis einer verstärkten Korrosion jener Teile der Implantate, die mit anderen Metallen in Berührung kommen (Abb. 50). Nach diesen Versuchen ist für die Stärke der Korrosion nicht nur die Zusammensetzung, sondern auch die Härte der verwendeten Werkzeuge ausschlaggebend.

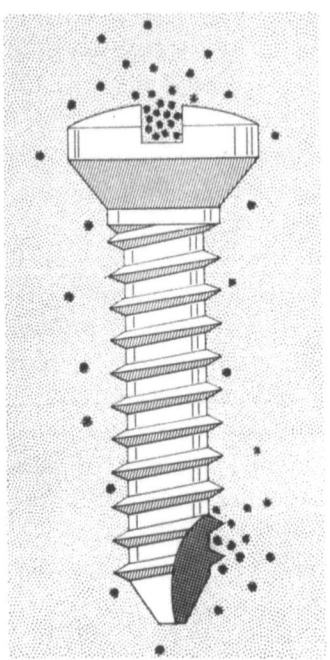

Abb. 50. Bereiche verstärkter Metallübertragung bei Schrauben nach [92]

D. Korrosionsprüfung an Implantaten

Möglichst sichere Voraussagen über das Korrosionsverhalten der Werkstoffe sind die Voraussetzung ihres sinnvollen und wirtschaftlichen Einsatzes. Dazu wurde eine Vielzahl von chemischen Prüfverfahren und elektrochemischen Untersuchungsmethoden entwickelt, die die Korrosionsbeanspruchungen im Einsatz mehr oder weniger gut wiederzugeben imstande sind.

Die chemischen Prüfverfahren beruhen im wesentlichen auf einer Bestimmung des Materialverlustes, bzw. einer qualitativen Beurteilung des örtlichen Korrosionsverlaufes in den entsprechenden Medien. Die Versuche erlauben erst nach längerer Versuchsdauer eine einigermaßen sichere Auswertung. Ihre Durchführung ist grundsätzlich einfach und für viele Bedingungen sogar genormt [84, 85, 86, 4, 48, 158].

Die elektrochemischen Verfahren der Korrosionsprüfung beruhen auf einer Messung der Strom-Spannungsabhängigkeit der untersuchten Metalle in einem entsprechenden Elektrolyten. Aus den Meßwerten kann dann unter gewissen theoretischen Voraussetzungen auf die für den Korrosionsvorgang allein verantwortliche anodische Teilstromdichte geschlossen werden [123]. Die einzelnen elektrochemischen Prüfverfahren unterscheiden sich in der experimentellen Anordnung, ihrem Aufwand und den Möglichkeiten ihrer Aussage so sehr, daß auf Einzelheiten hier nicht eingegangen werden kann, sondern auf das umfangreiche Schrifttum verwiesen werden muß [158, 126, 42, 138, 139, 104, 124, 69].

Der Vorteil aller elektrochemischen gegenüber den anderen Verfahren der Korrosionsprüfung ist die viel empfindlichere Messung elektrischer Größen, welche eine erhebliche Herabsetzung der Versuchsdauer erlaubt. Die Übertragbarkeit der elektrochemisch gewonnenen Ergebnisse auf praktische Verhältnisse ist aber verschiedenen Einschränkungen unterworfen, welche oft zuwenig berücksichtigt werden.

Zur Untersuchung von Implantaten hat man sowohl chemische als auch elektrochemische Versuche angesetzt, deren Schwierigkeiten vor allem in der exakten Nachahmung der Angriffsbedingungen und in der Versuchsdauer zu suchen sind.

1. Korrosionsversuche in vitro

Korrosionsversuche in vitro wurden sowohl in Geweben [35] mit Gewebeflüssigkeiten, vorwiegend jedoch in physiologischer Kochsalzlösung durchgeführt [152, 45, 149, 34, 43, 74, 76, 30, 35].

Versuche in Körpersäften sind wegen deren geringer Haltbarkeit auf kurze Versuchszeiten beschränkt [30, 160, 11, 31] und damit praktisch nur auf elektrochemischem Wege durchzuführen. Bei diesen Versuchen ist zu bedenken, daß schon die Belüftungsverhältnisse und die Verbindung des Gewebes mit dem Implantat schwierig nachzuahmen sind. Gerade ein unterschiedliches Sauerstoffangebot, also eine verschieden starke Durchblutung, ist von wesentlichem Einfluß auf die Korrosion. Der mehr oder weniger feste Kontakt mit dem Gewebe wiederum wirkt auf den Abtransport der Korrosionsprodukte und damit auf den Korrosionsvorgang selbst zurück. Man hat daher auf Korrosionsversuche in Körperflüssigkeiten und Geweben meist verzichtet und diese stellvertretend in physiologischer Kochsalzlösung durchgeführt. Diese Lösung ist zwar bezüglich ihres osmotischen Druckes, nicht aber in ihrer korrodierenden Wirkung mit Gewebeflüssigkeiten vergleichbar. Die in dieser Lösung gewonnenen Ergebnisse lassen daher einen Rückschluß auf das Verhalten eines Werkstoffes im Gewebe nur bedingt zu, da dessen Aggressivität geringer ist als die der physiologischen Kochsalzlösung.

In diesem Zusammenhang darf jedoch nicht übersehen werden, daß bei

4*

Operationen auch physiologische Kochsalzlösung Verwendung findet. Es ist also damit zu rechnen, daß Reste dieser Lösung und damit höhere Konzentrationen an gefährlichen Chlorid-Ionen auch längere Zeit mit dem Implantat in Kontakt bleiben. Sobald mit einer solchen Behandlung gerechnet werden muß, sind wiederum alle Korrosionsversuche in reinen Gewebeflüssigkeiten zuwenig kritisch und können zu gefährlichen Schlußfolgerungen führen.

Als sicherer sind daher Korrosionsversuche in physiologischer Kochsalzlösung anzusehen, denen dann die Bedeutung zukommt, die höchsten Korrosionsbeanspruchungen wiederzugeben, denen Implantate ausgesetzt sein können.

Korrosionsversuche unter gleichzeitiger mechanischer Belastung können je nach Art der aufgegebenen Belastung sowohl zur Untersuchung einer Reibkorrosion [34] als auch zur Überprüfung der Beständigkeit gegen Korrosionsdauerbruch [43, 160] angesetzt werden. Die Versuchsanordnung ist dabei natürlich eine verschiedene. Solche Versuche haben den Sinn eines Vergleiches von Werkstoff und Ausführungsform der Implantate, worauf noch in Kapitel III D 3 eingegangen wird.

2. Korrosionsversuche in vivo

Abgesehen von dem Umstand, daß jede Implantation, nach der die Implantate systematisch auf Korrosionserscheinungen untersucht werden, als eine Art Korrosionsversuch in vivo anzusehen ist, wurden gezielte Korrosionsversuche in vivo auf chemischem [27, 92] und elektrochemischem Wege [63, 62] an Tieren versucht. Das letztere Untersuchungsverfahren setzt voraus, daß der implantierte Werkstoff an einen nach außen führenden isolierten Leiter angeschlossen wird und weitere Vergleichs-, bzw. Gegenelektroden in derselben Weise mit implantiert werden.

Wie bei in vitro durchgeführten elektrochemischen Korrosionsuntersuchungen (siehe Kapitel III D 1), kann auch aus diesen Messungen die Summe der Korrosionserscheinungen quantitativ erfaßt werden. Bisher wurden solche Korrosionsversuche nur an Kaninchen und Hunden durchgeführt. Diesen Tierversuchen kommt die Bedeutung rascher Korrosionsversuche in einem dem praktischen Einsatz entsprechenden Medium zu. Das Verfahren wäre daher geeignet, Korrosionsversuche mit neuen Werkstoffen unter weitgehend vergleichbaren Bedingungen durchzuführen. Eine Untersuchung der Korrosion unter gleichzeitiger mechanischer Belastung erscheint aber schon problematisch, da Form und Größe des Implantates und die angreifenden Kräfte durch die unterschiedliche Anatomie auf den Menschen nicht mehr übertragbar sind.

Entsprechende Messungen an Menschen wären mit den für die Astronauten entwickelten Mikroelektroden ohne besondere Schwierigkeiten möglich. Damit wäre das Verfahren zu einer frühzeitigen Erkennung einer Korrosionserscheinung grundsätzlich geeignet. Dabei erhebt sich aber sogleich die Frage, ob mit der verwendeten Meßanordnung auch die Art des Korrosionsangriffes erkannt, also z. B. eine unwesentliche Reibkorrosion von einem gefährlichen Korrosionsdauerbruch unterschieden werden kann.

Das Verfahren erscheint jedoch geeignet, beim Auftreten von Schmerzen auch bei negativem Röntgenbefund, also geringen Anhäufungen von Korrosionsprodukten eine zusätzliche Information über den Zustand des Implantates zu geben.

3. Korrosionsversuche zum Vergleich verschiedener Werkstoffe

Ein wesentlich einfacherer Weg, die Korrosionsbeständigkeit verschiedener, für Implantate in Betracht kommender Werkstoffe zu vergleichen, ist folgender:

Aus einer Vielzahl von Versuchen und technischen Erfahrungen ist bekannt, daß die bei Implantaten beobachteten Arten der Korrosion in anderen Medien in viel charakteristischerer Form auftreten, so daß man von spezifischen Prüfbedingungen für ganz bestimmte Erscheinungsformen der Korrosion sprechen kann. Diese Prüfmedien haben sich in der Technik für vergleichende Untersuchungen bewährt und wurden mit ihren Prüfbedingungen z. T. sogar genormt [134, 3, 5, 154, 142, 161, 144, 141, 71, 143, 107, 70, 125, 49].

So kann man z. B. die Anfälligkeit gegen interkristalline Korrosion mit einem elektrolytischen Ätzverfahren [3] in wenigen Minuten an einem Gefügeschliff überprüfen, dessen Beurteilung nach dem mehr oder weniger vollständigen Angriff der Korngrenzen erfolgt (Abb. 51). Ähnliches gilt für die Prüfung auf Lochkorrosion, die mit Prüflösungen von definiertem Redoxpotential [141, 71, 74] oder auf elektrochemischem Wege [143, 107, 70, 125, 49] durchgeführt wird. Abb. 52 zeigt das Ergebnis eines solchen Vergleichsversuches verschiedener austenitischer Cr-Ni-Stähle in Abhängigkeit vom Mo-Gehalt. Man erkennt eine deutliche Verbesserung mit steigendem Gehalt an Molybdän. Vergleichsprüfungen dieser Art sprechen ganz allgemein wesentlich kritischer als die Gewebeflüssigkeiten auf die untersuchte Korrosionsart an und erlauben damit einen einfachen und raschen Vergleich verschiedener Werkstoffe.

Grundsätzlich können auch die in physiologischer Kochsalzlösung durchgeführten Korrosionsversuche als Qualitätsvergleich angesetzt und ausgewertet werden, was auch bei Implantaten schon versucht wurde [34, 74].

Bei relativ geringem Korrosionsangriff ist dieses Medium den aggressiveren Prüflösungen, z. B. zur Untersuchung der Lochkorrosion, jedoch

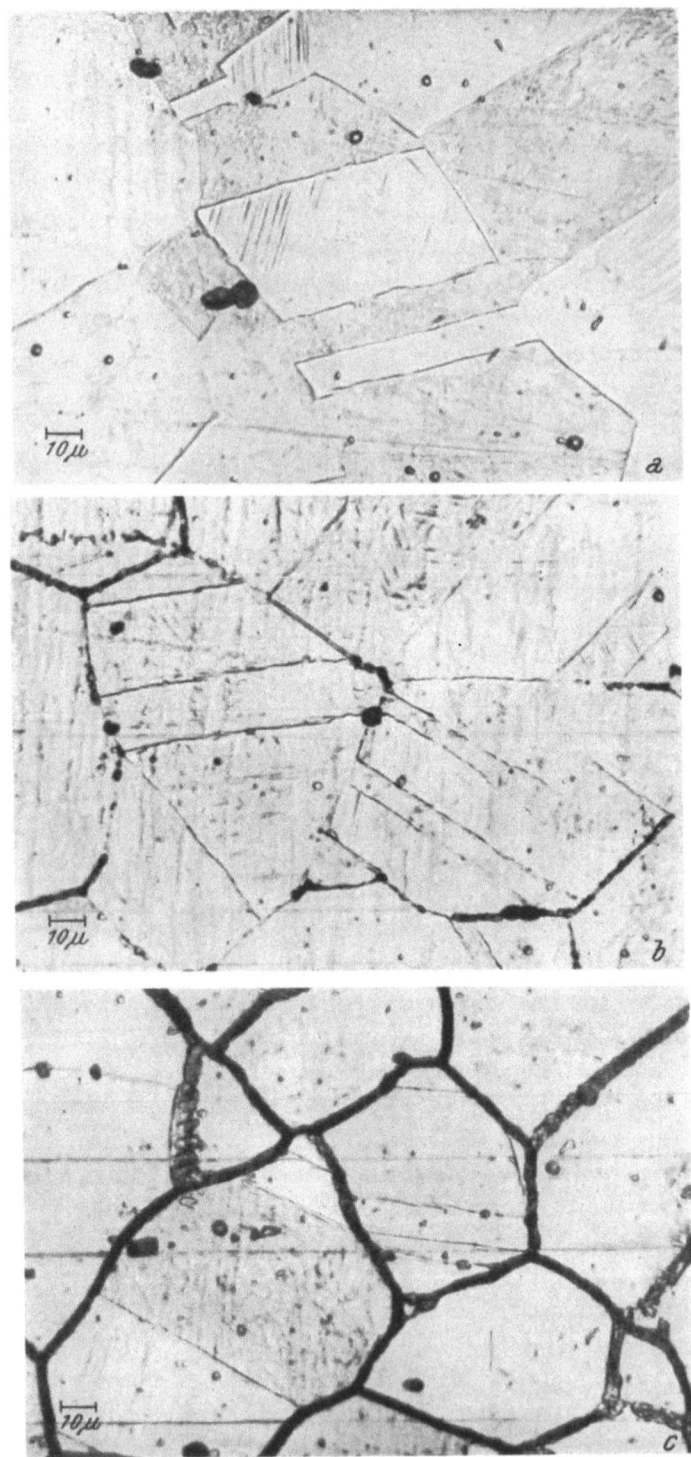

Abb. 51. Verschiedene Stufen der Anfälligkeit von Cr-Ni-Stählen gegenüber
interkristalliner Korrosion nach einem genormten Ätzverfahren

unterlegen. Eine Ausnahme bildet die Prüfung auf Korrosionsdauerbruch, für die oft physiologische Kochsalzlösung oder Meerwasser als Prüfmittel gewählt wurden [160, 43, 163, 41].

Aus den Ergebnissen solcher Vergleichsversuche kann daher mit relativ geringem Aufwand auch auf das bessere oder schlechtere Verhalten eines

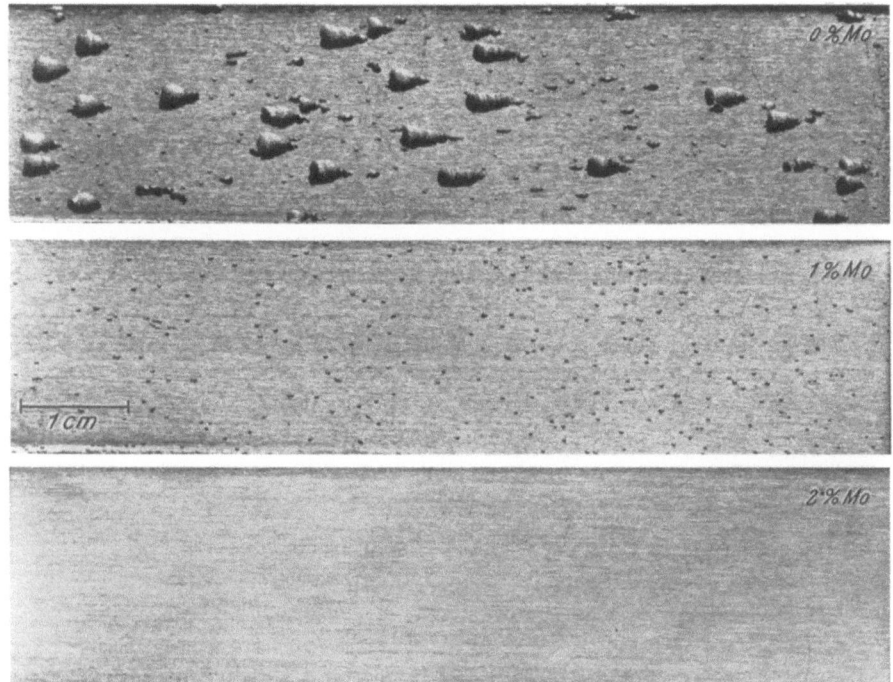

Abb. 52. Anfälligkeit von Cr-Ni-Stählen gegenüber Lochkorrosion in Abhängigkeit vom Molybdängehalt

neuen im Vergleich zu einem bekannten Werkstoff gegenüber einer speziellen Art des Korrosionsangriffes geschlossen werden. Man kann daher mit hoher Sicherheit auch den Schluß ziehen, daß sich dieser Werkstoff auch im Gewebe gegenüber der untersuchten Angriffsart besser, bzw. schlechter verhalten wird. Für eine statistisch gesicherte Unterscheidung der Korrosionseigenschaften mehrerer Werkstoffe ist natürlich auch bei solchen Versuchen eine größere Zahl von Einzelproben notwendig.

Zur Verarbeitung auf Implantate wird man einen neuen Werkstoff natürlich erst dann empfehlen, wenn durch analoge Vergleichsversuche eine Verbesserung gegenüber bekannten Werkstoffen für alle bisher beobachteten Korrosionsarten erzielt werden würde. Inwieweit durch den neuen

Werkstoff dann die praktischen Ausfälle herabgesetzt werden können, läßt sich aber auch aus solchen Vergleichsversuchen nur abschätzen, da eine quantitative Übertragung der Verhältnisse auf ein anderes Angriffsmittel generell nicht möglich ist und sich beim Zusammenwirken verschiedener Korrosionsarten durch die Beherrschung einer Art des Angriffes gegenüber der anderen neue Verhältnisse ergeben können. Darüber kann exakt nur eine Schadensanalyse Auskunft geben, die in Kapitel VI behandelt wird.

IV. Metallose

A. Reaktionen im Körper

Metallische Implantate können im Körper Schädigungen bewirken, die wir unter dem Begriff „Metallose" zusammenfassen. Wenn wir die durch ein Implantat im Organismus hervorgerufenen Veränderungen betrachten, können wir im wesentlichen drei Arten von Reaktionen erkennen:

1. Mechanisch-biologische Reaktion.
2. Chemisch-lokal-toxische Reaktion.
3. Fokal-toxische Reaktion.

1. Mechanisch-biologische Reaktion

Die Einbringung eines Implantates hat sowohl im Knochen als auch im Gewebe eine rein mechanische Schädigung zur Folge. Gewebezellen werden zerstört, mit der Zerstörung der Zellen ist eine Störung des Stoffwechsels im Gewebe verbunden, es kommt zur Ausstoßung von Zellbestandteilen und Veränderungen am Zellkern. Der Ersatz zugrunde gegangener Zellen erfordert eine Zellvermehrung. Dadurch ergibt sich eine Veränderung der Durchblutungsverhältnisse ebenso wie durch die physiologische Zellregeneration. Eine weitere Zellvermehrung erfolgt durch die Ausbildung von Narbengewebe, welches nach vollendeter Aufbauphase einen geringeren Sauerstoffgehalt aufweist als das umgebende gesunde Gewebe.

Das teilweise regenerierte Gewebe erfährt, soweit es am Implantat festsitzt, bei der mechanischen Belastung des Implantates eine weitere Beeinflussung durch den Wechsel von Druck und Zug. Diese Schädigung ist sicherlich weniger folgenschwer als der bei der Implantation verursachte Eingriff. Es ist jedoch anzunehmen daß die ständige Wechselbelastung den Regenerationsvorgang, vielleicht auch die Art der Regeneration, ebenfalls beeinflußt. Da eine solche Schädigung ohne vorangegangene Operation aber nie beobachtet werden kann, kann die Wirkung einer nachträglichen Wechselbelastung von der bei der Implantation verursachten Schädigung auch nicht eindeutig differenziert werden.

2. Chemisch-lokal-toxische Reaktion

Bei den chemischen Reaktionen haben wir es zunächst mit einer direkten Einwirkung des gelösten Metallions zu tun. Gleichzeitig erfolgt eine Änderung des pH-Wertes durch den Korrosionsvorgang, und zwar insofern, als der pH-Wert an der Anode erniedrigt und an der Kathode erhöht wird. Die primär gebildeten Metallionen sind in geringen Konzentrationen in Gewebeflüssigkeiten löslich. Dabei ist die Löslichkeit in dem die Anode umgebenden Raum wegen des dort herrschenden relativ niedrigen pH-Wertes höher als in der Umgebung. Ein Transport der Ionen in das Gewebe erfolgt ausschließlich durch Diffusion. Diese kann in Richtung zur Kathode, also entlang des angegriffenen Implantates durch den Korrosionsvorgang, der ein elektrisches Feld aufbaut, beschleunigt werden.

Im Gewebe erfolgt beim Unterschreiten eines gewissen pH-Wertes bei gleichzeitiger Überschreitung einer bestimmten Ionen-Konzentration eine Ausfällung von Metallhydroxid. Der Zusammenhang zwischen Ionenart, Ionenkonzentration und pH-Wert ist aus physikalisch-chemischen Daten bekannt und in Abb. 7 für einige der hier interessierenden Metallionen wiedergegeben. Durch das organische Medium kann es aber auch zur Ausscheidung schwer löslicher organischer Salze kommen. Die gebildeten Ablagerungen werden im Gewebe durch Histiozyten, Makrophagen, Leukozyten phagozytär aufgenommen und damit abtransportiert oder am Ort ihrer Ausscheidung eingekapselt. Erfolgt keine oder nur eine unvollständige Ausscheidung der Metallionen, so bleiben diese im Gewebe gelöst und können je nach ihrer spezifischen Toxizität verschieden starke Wirkungen hervorrufen. Örtlich führt dieser Vorgang bei abakteriellem Ablauf bis zur aseptischen Nekrose.

Neben den Korrosionsprodukten bewirkt der Korrosionsvorgang aber auch eine Veränderung des pH-Wertes, wobei die Anode sauer und die Kathode basisch reagiert. Es ist nicht bekannt, welche Wirkungen dieses dem Gewebe oft auf geringe Distanz aufgezwungene pH-Gefälle verursachen kann. Aus der Empfindlichkeit verschiedener Symptome gegenüber einem pH-Wert ist anzunehmen, daß dadurch ebenfalls Reize ausgelöst werden können.

Es ist nicht unbedingt erforderlich, daß wir am Implantat bei makroskopischer Betrachtung Korrosionsschäden feststellen können. Korrosionsprodukte können bereits in geringer Menge im umliegenden Gewebe Reaktionen hervorrufen, die sich dem betrachtenden Auge schon als Mißfärbung darbietet. Andererseits kann auch an einem Implantat Korrosion festgestellt werden, ohne daß wir im Gewebe Metallose finden. Das kann dann der Fall sein, wenn die toxische Wirkung der Metallionen entweder zu gering ist, oder die Menge der niedergeschlagenen Hydroxide noch nicht schädigend auf das Gewebe wirkt. Die Stärke der Metallose ist bei vergleichbarer Toxizität durch die Menge der Metallionen bedingt. Eine erhöhte Konzentration von Korrosionsprodukten finden wir insbesondere bei örtlichen Korrosionsvorgängen, wie bei galvanischer oder Kontaktkorrosion (Abb. 9, 46, 47, 48).

Wir dürfen aber bei Betrachtung dieser chemischen Vorgänge nicht außer acht lassen, daß zusätzlich eine Reihe von biologischen Faktoren maßgeblich an den pathologischen Veränderungen im Gewebe beteiligt sind. Wenn wir davon ausgehen, daß bereits bei einem komplikationslosen Heilungsverlauf in unmittelbarer Umgebung eines Knochenbruches auch ohne Implantat der Sauerstoffgehalt und auch der pH-Wert Änderungen unterworfen sind, dann können wir verstehen, daß das Gewebe bei Ausbildung von Knochennekrosen zusätzlich eine Schädigung erfährt.

Im physiologischen Rahmen sind beachtliche pH-Schwankungen nachzuweisen[4]. So wissen wir, daß bei körperlicher Tätigkeit das arterielle Plasma leicht alkalischer ist als das arterielle Vollblut. Bei akuten Störungen des Säure-Base-Haushaltes kann der pH-Wert kurzfristig auf 6,8 sinken, bzw. auf 7,8 steigen.

Die komplexen Vorgänge einer Metallose als Wechselwirkung zwischen Gewebe und metallischem Implantat sind in wiederholten Modellversuchen untersucht worden. All diese Versuche konnten nur die chemischen und lokalen Vorgänge nachweisen, den Komplex aller im menschlichen Organismus ablaufenden pathophysiologischen Vorgänge aber nicht klären. So werden auch über Schmerzrezeptoren das Vegetativum beeinflussende Faktoren symptomatisch, wenn physiologische Grenzwerte überschritten sind.

3. Fokal-toxische Reaktion

Die Reaktion des Gewebes auf Korrosionsprodukte bleibt zunächst örtlich beschränkt. Ab einem bestimmten, individuell unterschiedlichen Grenzwert wird die Phagozytose in ihrer physiologischen Kapazität überschritten und es kommt nicht nur zu einer lokalen, sondern auch zu einer Allgemeinreaktion. Die im Gewebe, im Lymphknoten, in der Milz und im Knochenmark enthaltenen Reticulumzellen, die neben den Endothelzellen im Blutsinus dieser Organe sowie der Leber zum reticulo-endothelialen-System zusammengefaßt werden, werden aktiviert. Aus diesen pathohistologischen Betrachtungen heraus ergibt sich die Fernwirkung als Allgemeinbeeinflussung des menschlichen Organismus auf Grund einer lokalen Dysregulation, infolge der toxischen Wirkung der Korrosionsprodukte. Dazu kommt noch die fokal-toxische Wirkung einzelner Metallionen für den menschlichen Organismus. Wir können auf Grund dieser Tatsachen von lokalen Schmerzen bis zum veränderten Blutbild und erhöhter Blutsenkung Allgemeinveränderungen wahrnehmen. Diese mit einer Metallose in Zusammenhang stehenden Schmerzreaktionen auf Grund der Komplexität chemischer als auch biologischer Vorgänge erscheinen keines-

---

4 Die pH-Messungen sollen nach den neuesten Empfehlungen auf 37° C bezogen und mit Puffern des National Bureau of Standards geeicht werden.

wegs geklärt. Wir können nur die Feststellung machen, daß sämtliche angestellten Versuche die in vivo ablaufenden Reaktionen nicht zur Gänze wiederzugeben imstande sind.

B. Zur Klinik der Metallose

Auf Grund mehrerer Fallbeobachtungen haben wir den Versuch unternommen, Korrosion und Metallose in ihrer klinischen Verlaufsform darzustellen. Aus dieser Empirik heraus können wir klinisch drei Phasen unterscheiden:

1. Stumme Initialphase nach Implantation.
2. Akutphase durch Korrosion.
3. Stumme Terminalphase nach Implantatextraktion.

1. Stumme Initialphase nach Implantation

Das metallische Implantat unterliegt einem Korrosionsvorgang, der sich oft nur diskret am Implantat selbst zeigt. Das das Implantat umgebende Gewebe verhält sich noch indifferent. Bei Herausnahme eines Implantates findet der Arzt vielleicht an der Oberfläche eine Rauhigkeit, im Gewebe eine mehr oder minder ausgeprägte Mißfärbung. Klinisch können wir feststellen, daß der Patient entweder über noch keine oder, wie er angibt, über wetterbedingte Schmerzen in der Region des Implantates klagt.

2. Akutphase durch Korrosion

Die Korrosionsvorgänge am Implantat sind über das „diskrete" Stadium hinausgetreten und haben zu einer massiven Infiltration des Gewebes mit Zerfallsprodukten des Implantates per diffusionem geführt (Abb. 53). Beim Versuch der Implantatentfernung kann es in Extremfällen, z. B. wie in Abb. 29, vorkommen, daß das Implantat zerfällt und metallische Teile desselben auf mechanischem Weg (per continuitatem) in das Gewebe gelangen. Es ist dies jenes Stadium, welches — nicht immer — subjektiv bereits durch größere Schmerzzustände charakterisiert ist, die nicht mehr periodisch, sondern wesentlich gehäufter, bzw. ständig mit wechselnder Intensität, auftreten.

Abb. 53. a) Paraffinschnitt eines Rostgranuloms, Haematoxilin-Eosinfärbung, 80fache Vergrößerung; braune bis schwarze Pigmenteinlagerungen im Bindegewebe. b) Gleiches Präparat mit Berlinerblaureaktion und Gegenfärbung mit Carmalaun: blau sind Fe-Ionen gefärbt, hellrot die Zellkerne, blaßrot das Bindegewebe, die schwarz gefärbten Stellen entsprechen nichtionisiertem Metall. c) Gleiches Präparat, Färbung wie b) in 400facher Vergrößerung: bei dieser Vergrößerung sind rechts im Mittelfeld deutlich Erythrozyten erkennbar, die bei dieser Spezialfärbung blaß erscheinen, schwarz wiederum nicht ionisiertes Metall. Die Schnitte wurden in der Forschungsabteilung I der AUVA von Herrn Oberarzt Dr. J. Eschberger angefertigt

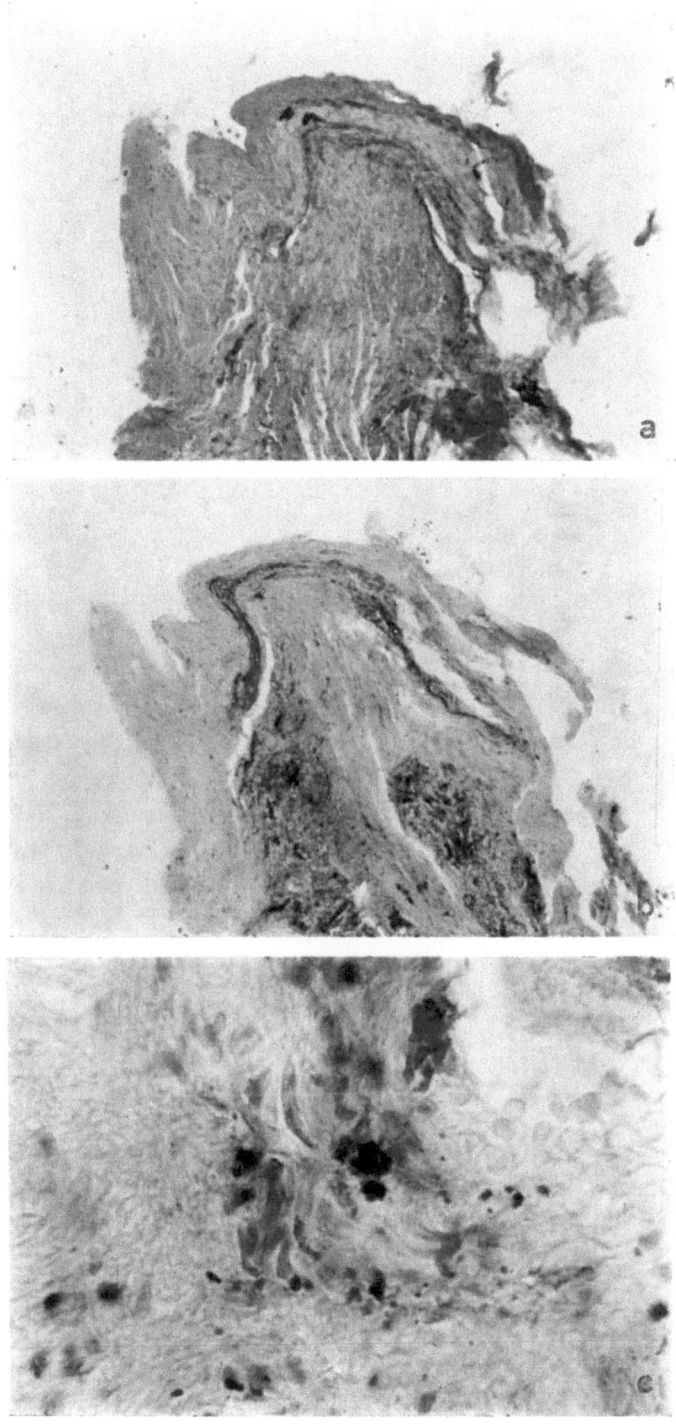

Springer-Verlag/Wien · New York

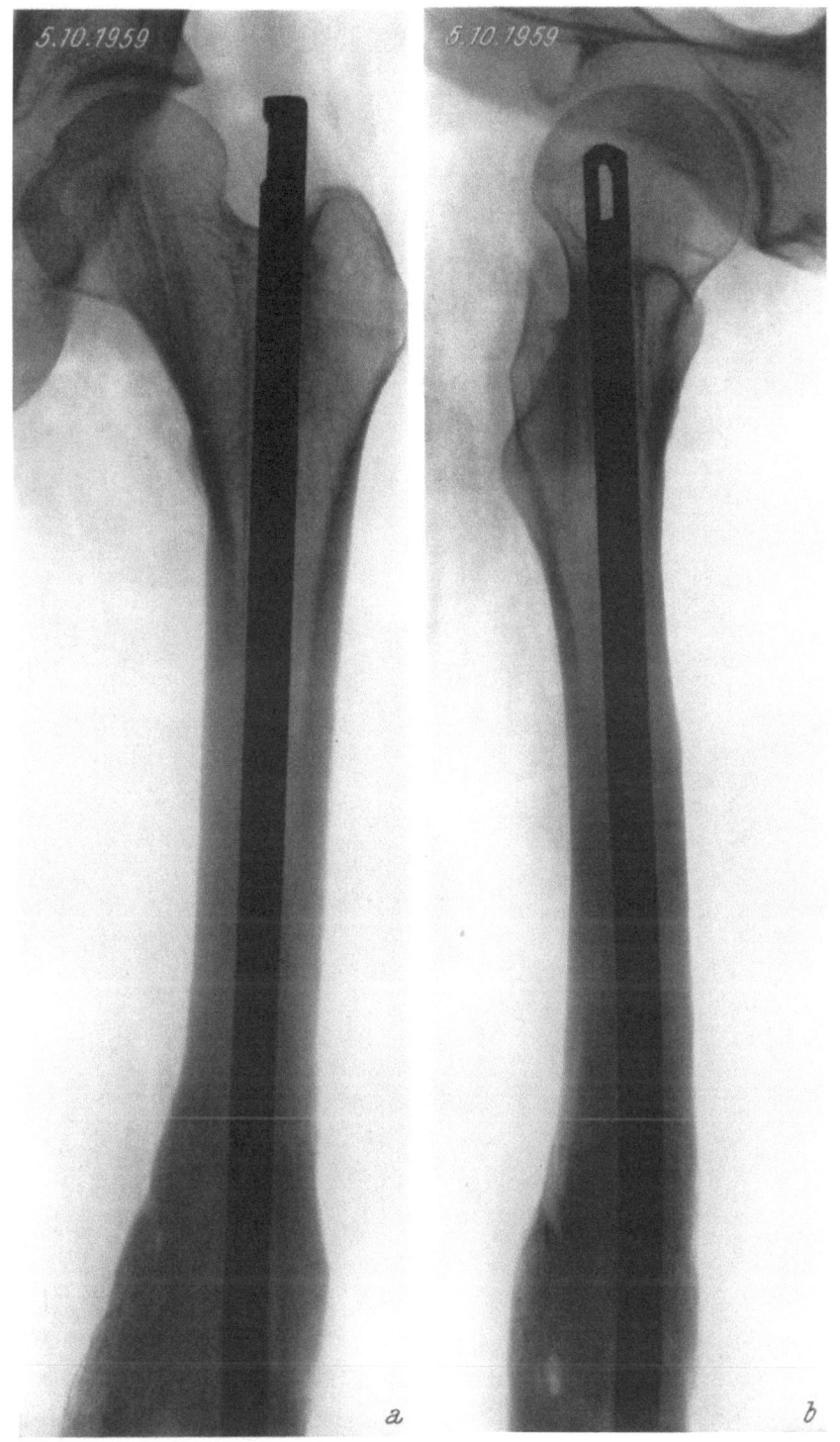

Abb. 54. a), b) Markgenagelter OS-Schaftbruch, ap und seitlich. Operation am 18. 8. 1958. Über ein Jahr lang unauffällige Klinik und unauffälliger Röntgenbefund, letzterer noch am 5. 10. 1959. *Ende der stummen Initial- und Beginn der Akutphase.* Pat. kommt am 5. 10. 1959 wegen Schmerzen zur Aufnahme

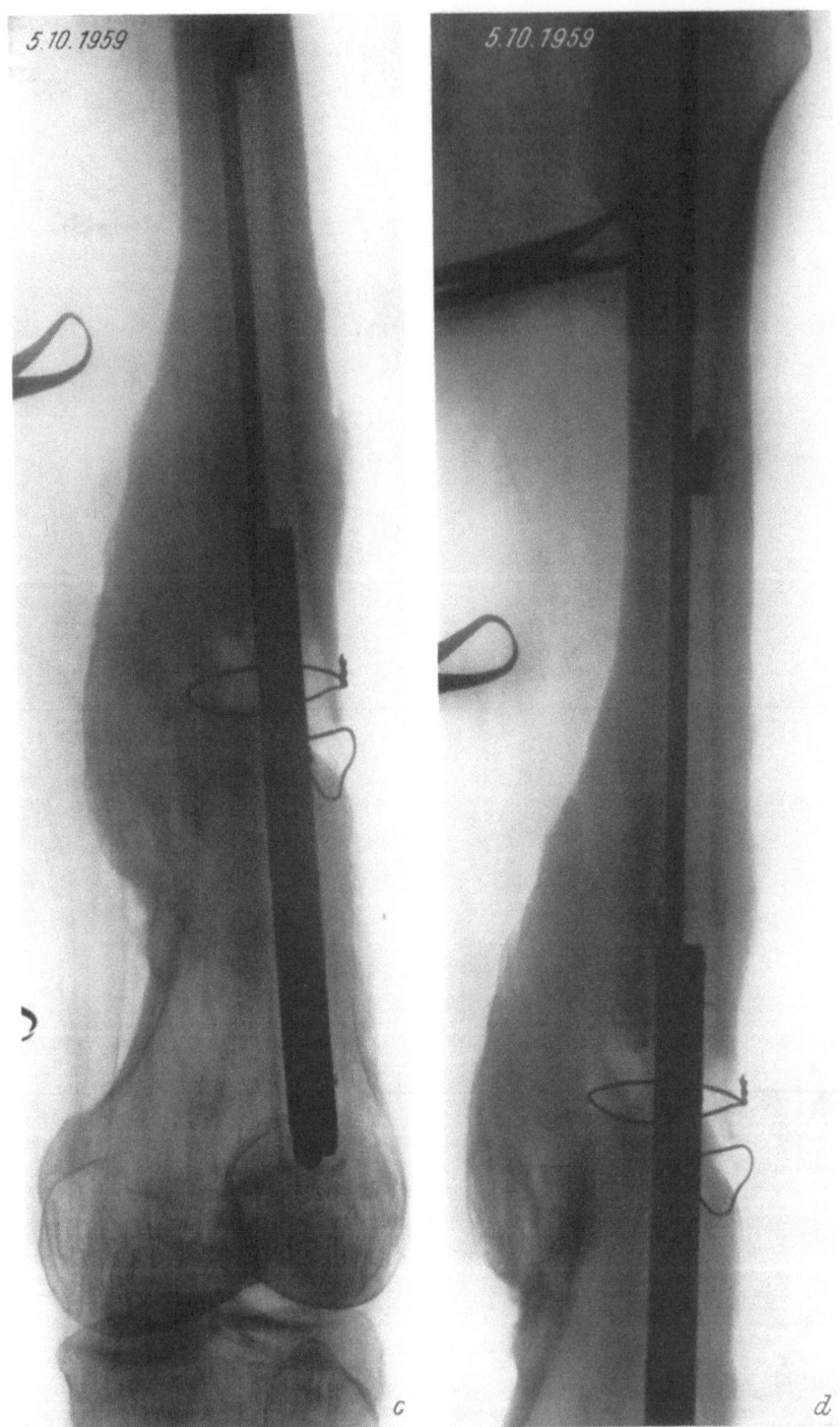

Abb. 54. c), d), e), f) Röntgenaufnahmen vom Versuch der Marknagelentfernung am
5. 10. 1959. Es zeigt sich, daß der Marknagel beim Entfernungsversuch in mehrere Teile

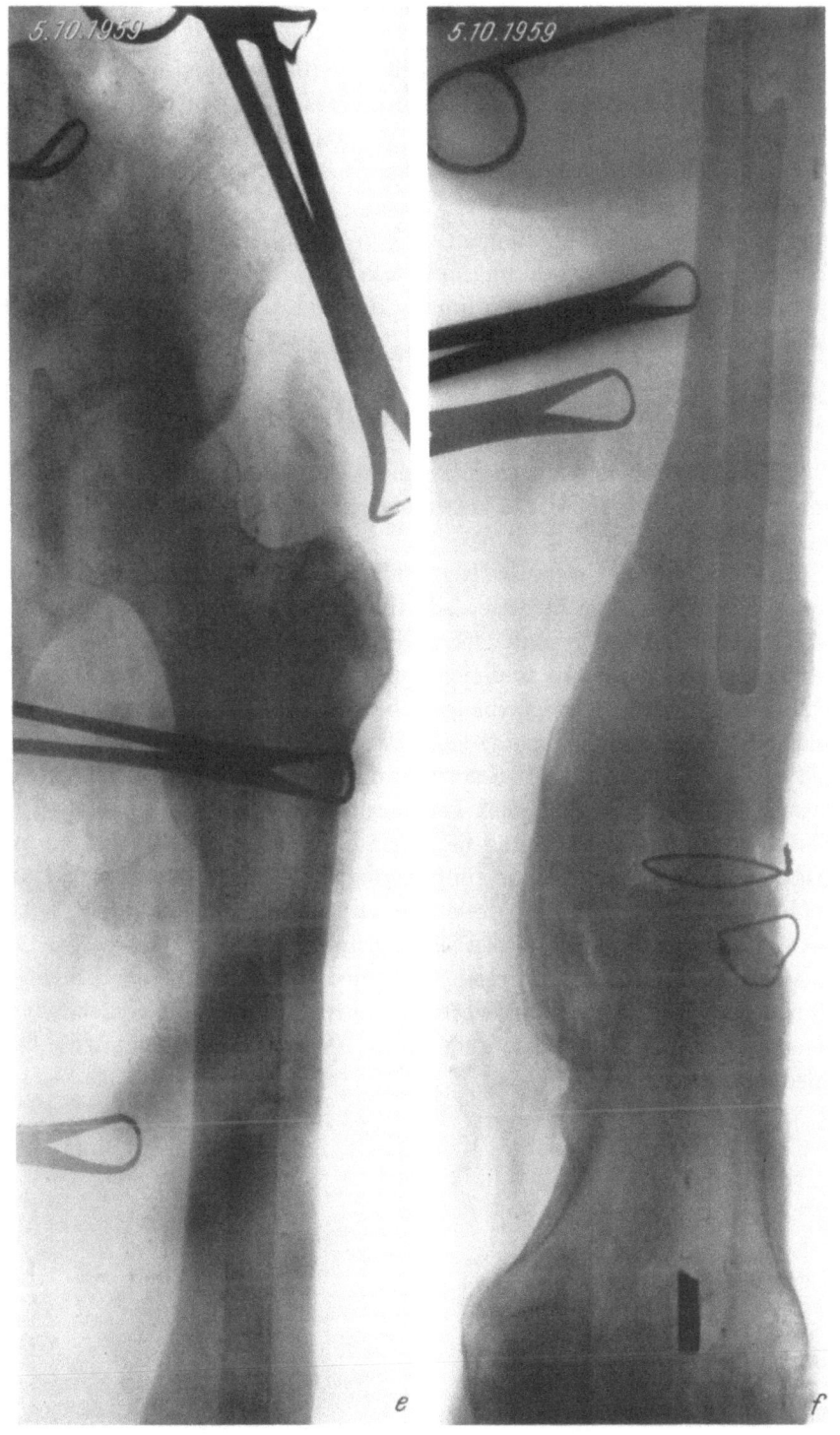

zerfällt. Am peripheren Ende des Markkanales abgebrochene Fragmente des Ziehgerätes.
Die Operation wird abgebrochen

Dieses Stadium muß nicht unbedingt röntgenologisch-pathologische Veränderungen aufweisen. Wird ein Implantat aus dem Organismus entfernt, so finden sich mehr oder weniger starke Korrosionserscheinungen am Implantat selbst, daneben können bereits nekrotische Gewebsveränderungen gefunden werden.

In schwereren Fällen können wir sowohl einen Leukozytenanstieg als auch eine erhöhte Blutsenkung feststellen. Die Sanierung erfolgt durch Implantatentfernung und Ausräumung der Nekrosen samt den im Gewebe erreichbaren Metallteilchen.

3. Stumme Terminalphase nach Implantatextraktion

Mit der Entfernung des metallischen Implantates, als auch der Ausräumung der Nekrosen, ist im allgemeinen die Akutphase schlagartig abgeklungen.

In dem in Abb. 54 dargestellten Fall war es nicht möglich, auf Grund der anatomischen Verhältnisse, sämtliche metallischen Zerfallsprodukte aus Knochen und umliegenden Gewebe zu entfernen. Diese Ablagerungen verblieben im Organismus und fielen der Phagozytose anheim. Sie werden im Zuge der Bildung von Narbengewebe mehr und mehr eingekapselt und der normalen Durchblutung entzogen. Der Sauerstoffgehalt sinkt dabei praktisch auf Null ab und die pH-Schwankungen werden bedeutungslos. Die im Narbengewebe eingeschlossenen Teilchen beeinflussen den physiologischen Zellstoffwechsel nicht mehr und bewirken in der Regel auch keine Schmerzsensationen. Sie können aber röntgenologisch, so sie eine für das unbewaffnete Auge erkennbare Größe erreicht haben, nachgewiesen werden. Blutbild und Blutsenkung haben sich normalisiert.

All diese Reaktionen können aus medizinisch-praktischer Sicht nur bedingt eine Systematik aufweisen, da durch individuelle Gegebenheiten, Allgemeinzustand des Patienten, Alter, Vorerkrankungen usw. unterschiedliche Faktoren vorliegen.

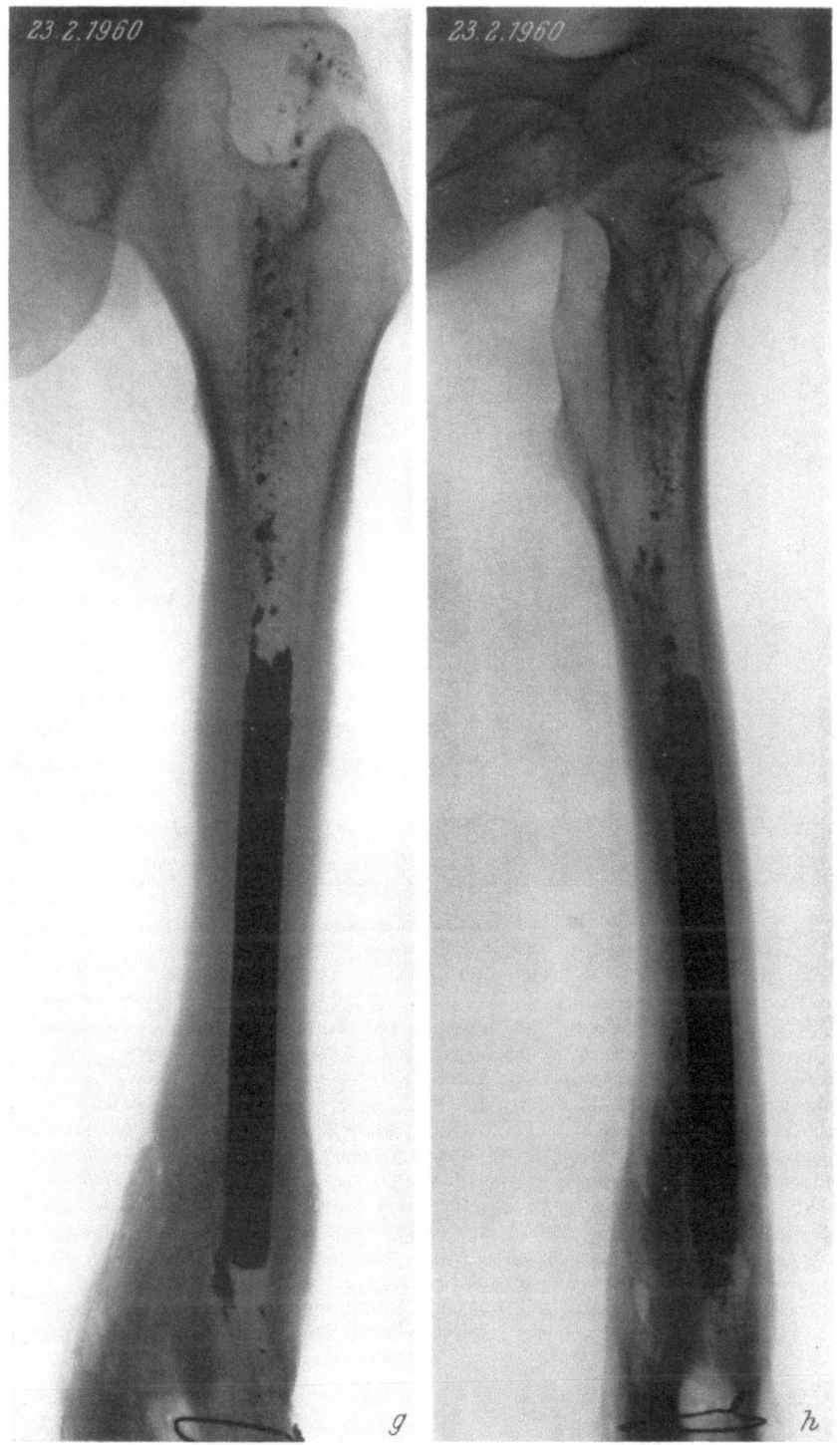

Abb. 54. g), h) Röntgenaufnahmen vom 23. 2. 1960: Peripherer Marknagelanteil abgerissen im Markraum. Im proximalen Markraumanteil zahlreiche Metallteile. Klinisch nach wie vor Schmerzen

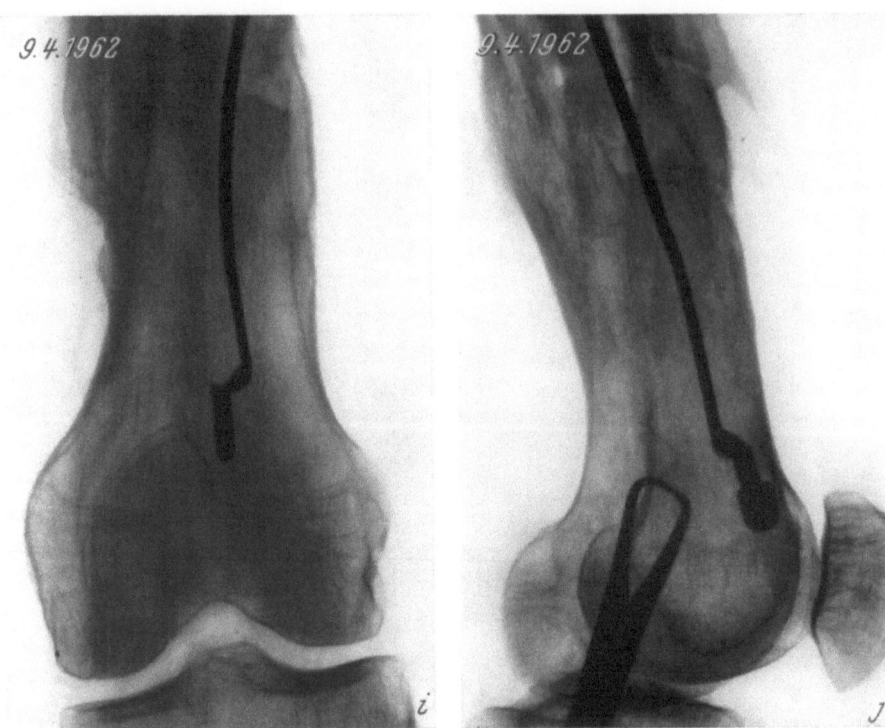

Abb. 54. i), j), k) Am 9. 4. 1962 werden die im Markraum verbliebenen Marknagel- und Ziehgerätfragmente entfernt: Auch das verbliebene Marknagelfragment erweist sich bei der Darstellung im Operationsfeld als multifragmentär. Der Markraum ist dazu breit eröffnet worden. Entfernen des abgerissenen Ziehgerätfragmentes mit dem scharfen Löffel. Operationsbefund: 9. 4. 1962 Indikation: Schmerzen im Bereiche des linken Oberschenkels durch Verbleiben von stark verrosteten Marknagelteilen im Markraum des Oberschenkels nach offener Oberschenkelmarknagelung. Operation: Entfernung der Nagelreste und des im Markraum verbliebenen Teiles des Ziehhakens. Hautschnitt in der alten Operationsnarbe an der Außenseite des Oberschenkels. Subperiostales Freilegen der lateralen Oberschenkelwand in Höhe der Bruchstelle und der Region, wo röntgenologisch der Rest des Marknagels liegt. Es werden zuerst die zwei Drahtschlingen entfernt, die ebenfalls Rostschäden aufweisen, das umgebende Gewebe ist braun verfärbt, um die Drähte bis zu 1 cm im Durchmesser betragende Resorptionszonen. Dann wird aus der lateralen Wand des Oberschenkels ein ungefähr 14 cm langer und 2 cm breiter Wandteil mit der Kreissäge herausgesägt, wodurch der Markraum eröffnet wird, in dem der Nagelrest liegt. Der Markraum in diesem Bereich graubraun rostig verfärbt, der Nagel ist ebenfalls stark angerostet und

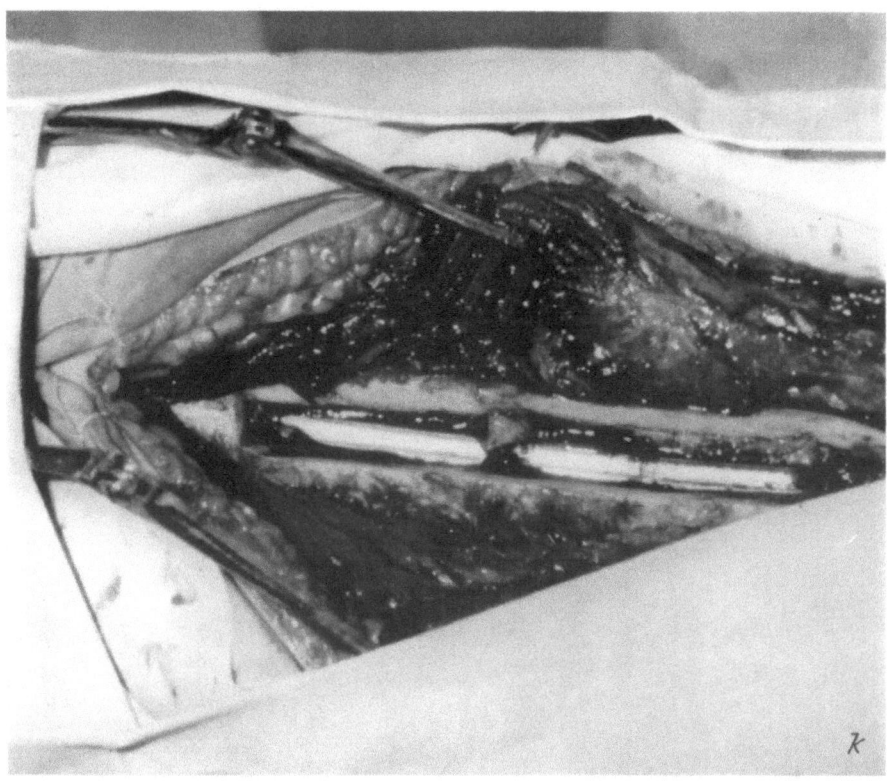

besteht nicht — wie röntgenologisch sichtbar — aus einem großen und einigen kleineren Teilen, sondern aus zwei großen Teilen und dem kleineren Teil. Nach Entfernung des Nagels wird der Knochen von Rostschäden in diesem Bereich mit dem scharfen Löffel gereinigt. Die vorhandenen Fremdkörperteile im proximalen Anteil und an der Nageleinschlagstelle des Oberschenkels werden durch Aufbohren mit einem 12 mm dicken Markraumbohrer ebenfalls von Rost- und Metallteilen gesäubert. Der im Oberschenkelcondyl verblieben gewesene Teil des Ziehhakens kann erst dann entfernt werden, nachdem von lateral aus in den lateralen Oberschenkelcondyl ein Loch gebohrt wurde, durch das dann der Ziehhaken entfernt werden kann. Der Ziehhaken selbst ist rostfrei. Alle Metallteile sind stark magnetisch. Die herausgesägten Teile der lateralen Oberschenkelwand werden wieder eingefügt und die Wunde — nach Einlegen von zwei Saugdrainagen — schichtweise geschlossen. Operationsdauer: 2½ Stunden. Im Anschluß an diese radikale Entfernung von Metallteilen kommt es zu einem allmählichen Abklingen der Schmerzen, ja schließlich klinisch zur Beschwerdefreiheit.

Ende der Akut- und Beginn der stummen Terminalphase

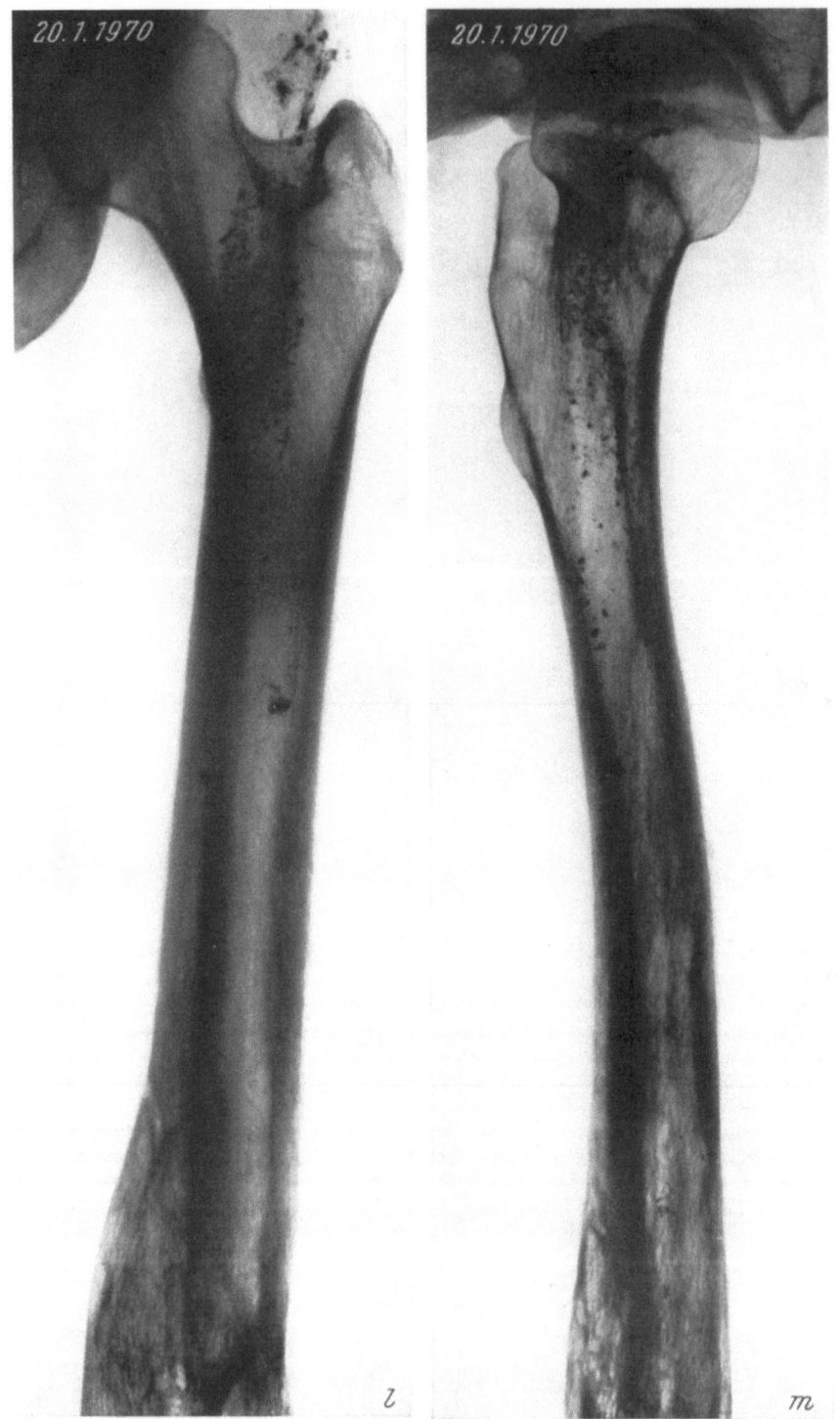

Abb. 54. l), m), n), o) Kontrollröntgen am 20. 1. 1970: Noch immer sind im Knochen

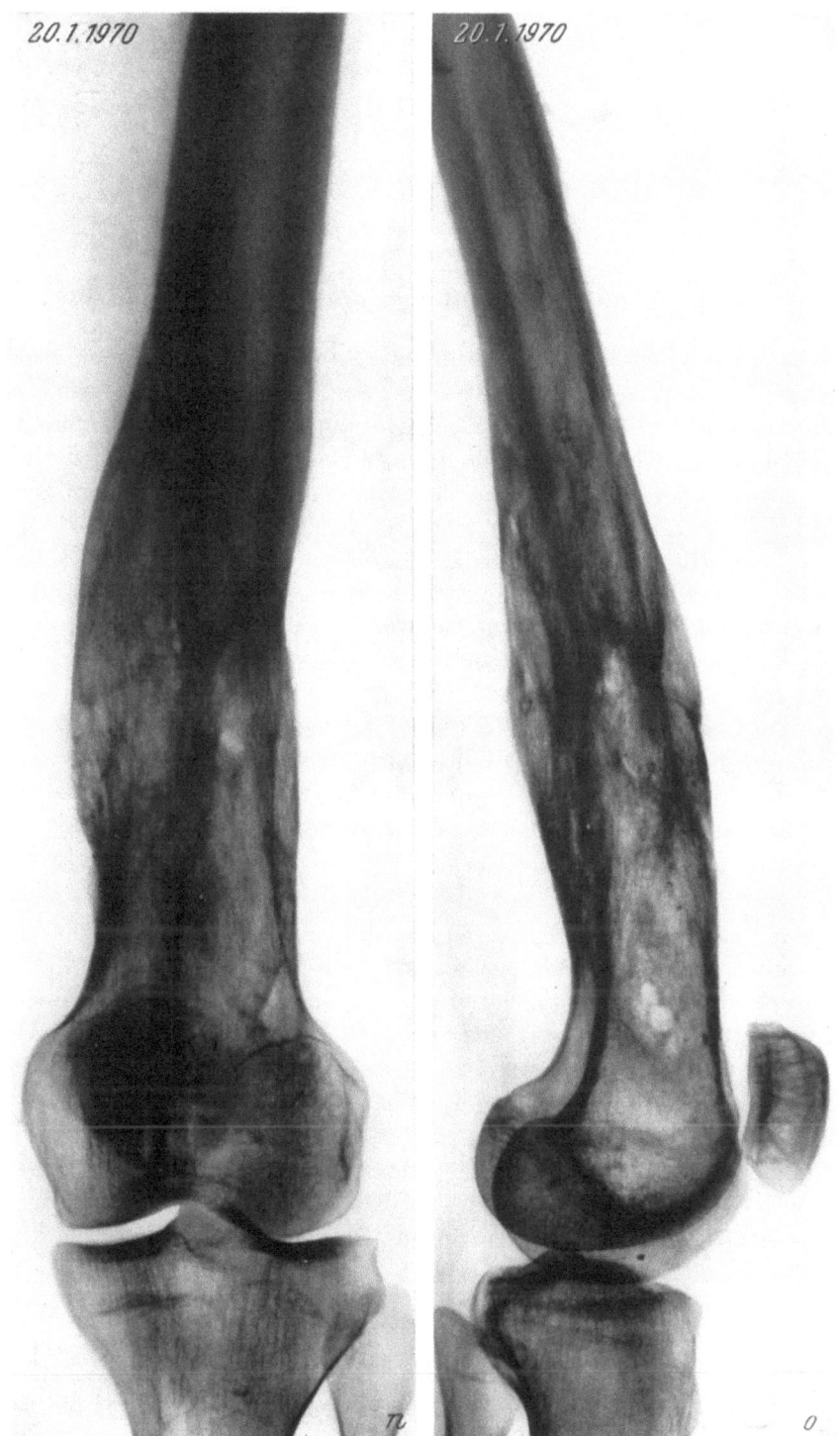

und Bindegewebe Metallschatten nachweisbar. Klinisch keine Beschwerden. *Stumme Terminalphase* der Metallose

V. Formgebung und Operationseinsatz von Implantaten

Nachdem es scheinbar eine unbegrenzte Zahl von Knochenbruchformen gibt, wird berechtigterweise immer wieder der Versuch unternommen, eine Systematik der Knochenbruchformen herauszuarbeiten, und für alle ähnlichen Knochenbruchformen Implantate zu finden, die eine befriedigende Osteosynthese erwarten lassen. Der Chirurg, der sich mit Osteosynthesen beschäftigt, übernimmt im allgemeinen die Implantate, die der Markt anbietet. Dies trifft für das Gros der Operateure zu. Sie werden im Rahmen von medizinischen Tagungen, durch Fachzeitschriften über vorhandene Implantate und Operationsmethoden informiert und übernehmen diese. Überdies können sie in Kursen, wie sie etwa die Schweizer AO abhält, Osteosynthesetechniken erlernen.

Es gibt eine relativ kleine Zahl von Chirurgen, die sich mit Entwicklung, Formgebung und Modifizierung von Implantaten beschäftigen. Wenn diese Chirurgen auch über eine reichliche Erfahrung als Operateure verfügen, so mangelt es ihnen nicht selten an Kenntnissen der Statik, an Kenntnissen der Eigenschaften der Werkstoffe. So erscheint es nicht verwunderlich, daß wir eine Vielzahl von Implantaten vorfinden, die bei kritischer Betrachtung Mängel aufweisen, die bei konsequenter Zusammenarbeit mit Metallurgen und Konstrukteuren hätten vermieden werden können. Es kann hier unmöglich auf alle zur Zeit vorhandenen Implantate eingegangen werden — *man könnte über jedes einzelne Implantat selbst eine Abhandlung schreiben* —, es soll lediglich aufgezeigt werden, welche Konsequenzen sich bei der Verwendung der am häufigsten eingesetzten Implantate ergeben, die aus der medizinischen Empirik heraus hergestellt werden. Es werden im folgenden nur solche Implantate mit ihrem Operationseinsatz behandelt, die gewissermaßen zum alltäglichen Repertoire eines Chirurgen zählen, der sich mit Knochenoperationen an den Extremitäten beschäftigt.

A. Dreilamellennagel

Seit dem erstmals durch AMBROISE PARÉ diagnostizierten Schenkelhalsbruch sind rund vier Jahrhunderte vergangen. Wir haben erst in diesem Jahrhundert gelernt, den Schenkelhalsbruch operativ zu versorgen, aber keinesfalls haben wir die ideale Behandlungsmethode gefunden. Wie immer bei derartig gelagerten Fällen in der Medizin, gibt es eine Reihe von Be-

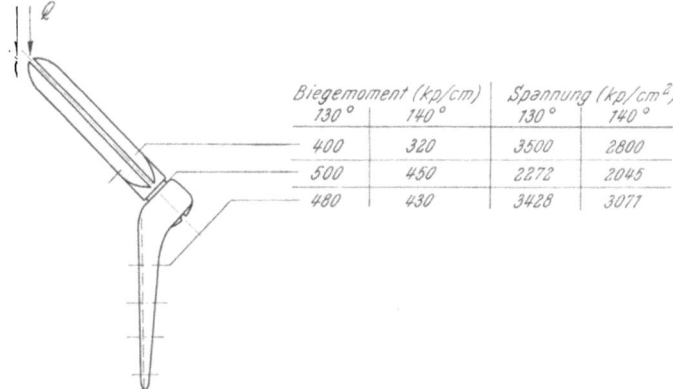

	Biegemoment (kp/cm)		Spannung (kp/cm²)	
	130°	140°	130°	140°
	400	320	3500	2800
	500	450	2272	2045
	480	430	3428	3071

Abb. 55. Belastungsverteilung an einem Dreilamellennagel mit Platte bei einem Winkel von 130° und 140° und einem angenommenen Körpergewicht von Q = 80 kp. [kp (Kilopond = Einheit der Kraft).]

Durch Vergrößerung des Schenkelhalsschaftwinkels verkleinert sich der Hebelarm, wodurch auch die auftretenden Spannungen kleiner werden. Die errechneten Werte gelten für eine angenommene statische Belastung durch das Körpergewicht auf eine untere Extremität, wie es beim langsamen Gehen der Fall ist. Für das Laufen und Springen lassen sich die auftretenden Belastungen rechnerisch *nicht* ermitteln. Sie könnten durch Multiplikation mit einem Faktor x errechnet werden

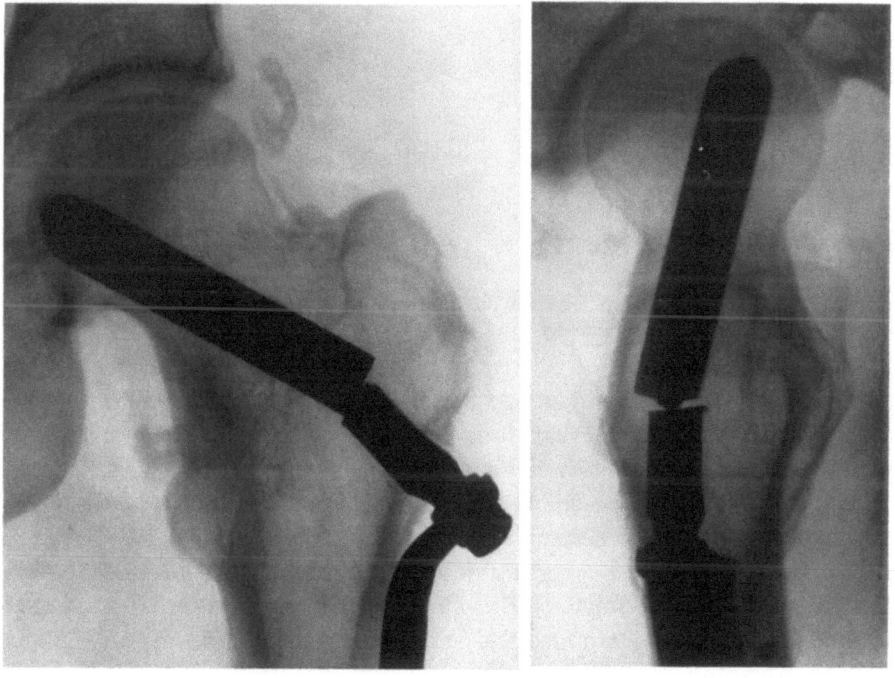

Abb. 56. Beispiel eines Dreilamellennagelbruches an „typischer Stelle" der Abstufung

handlungsvorschlägen, von denen die Nagelung des Schenkelhalsbruches
mit dem Dreilamellennagel die gebräuchlichste Operationsmethode darstellt. So finden wir den von SMITH PETERSEN angegebenen, von SVEN JO-
HANSSON, von FELSENREICH und L. BÖHLER modifizierten Dreilamellennagel am häufigsten in Gebrauch. Der Querschnitt, und damit die Festigkeit dieser Nägel wurde, wie Abb. 3 zeigt, unterschiedlich gewählt.

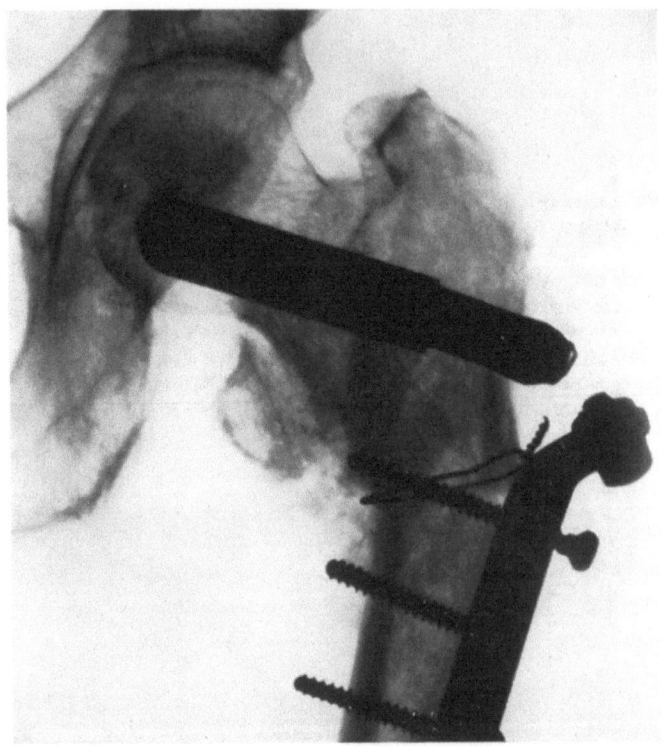

Abb. 57

Abb. 57 und 58. Brüche im Bereich des zweiten Locus minoris resistentiae am Dreilamellennagel im Bereich des Nagelhalses

Viele der Dreilamellennägel zeigen im Verlauf der Lamellen eine stufen-
förmige Absetzung. Diese Abstufung wurde entweder rechtwinkelig, stumpf-
oder spitzwinkelig oder auch in Form einer Konsole ausgeführt. Durch diese
Kontinuitätsveränderung sollte ein Herausgleiten des Nagels nach lateral
verhindert werden. Wir kennen aber zahlreiche Beispiele, bei welchen trotz
dieser Abstufung eine Lockerung des Dreilamellennagels und ein Herausgleiten nach lateral erfolgt. J. ENDER und H. KROTSCHECK haben vergleichende Untersuchungen angestellt und sind zu dem Ergebnis gekommen,
daß die Abstufung im Dreilamellennagel den angestrebten Zweck nicht erfüllt. Die Gründe für das Herausgleiten liegen also nicht in der Formgebung

des Nagels, sondern vielmehr in der individuell verschiedenen Knochen-
struktur. Die Abstufung im Verlauf der drei Lamellen bedeutet sowohl gegenüber einer statischen, besonders aber gegenüber einer dynamischen Bean-

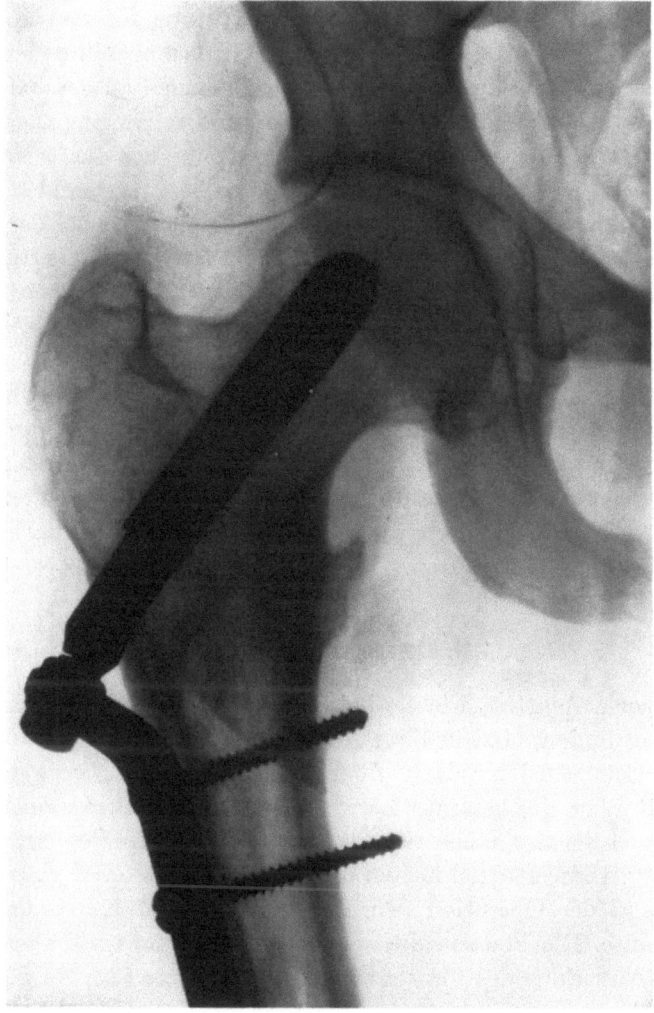

Abb. 58

spruchung eine beachtliche Schwächung der Belastungsfähigkeit des Nagels.
Kommt es zu Nagelbrüchen, dann finden wir diese in erster Linie an der Ab-
stufungsstelle, die als Kerbe wirkt. Die Gefahr eines Nagelbruches wird
verständlicherweise um so größer, je flacher der Nagel eingeschlagen ist. Der
optimale Einschlagswinkel des Dreilamellennagels liegt in der Regel zwischen
135 und 140 Grad, entsprechend dem Winkel zwischen Schenkelhals und

Oberschenkelschaft (Abb. 55). Wir finden bei einem spitzeren Einschlag-winkel häufiger Nagelbrüche, aber auch bei optimaler Lage des Dreilamellen-nagels werden Nagelbrüche und -verbiegungen an der kritischen Stelle der Abstufung beobachtet (Abb. 56).

Es gibt Chirurgen, die den abgestuften Dreilamellennagel nur für den Schenkelhalsbruch und den Nagel ohne Abstufung für den kombinierten Einsatz mit Platte beim pertrochantären Oberschenkelbruch verwenden, wodurch die gefährdetste Zone im Dreilamellennagel ausgeschaltet wird.

Den zweiten locus minoris resistentiae am Dreilamellennagel stellt die Verjüngung im Bereich des Nagelhalses dar. Wenn auch dieser Nagelhals bei der operativen Versorgung des Schenkelhalsbruches statisch keiner erhöhten Belastung ausgesetzt ist, so kommt dieser Nagelbereich bei der Kombina-tionsosteosynthese in Verbindung mit der Platte beim pertrochantären Oberschenkelbruch in eine Zone höchster Beanspruchung. Das ist auch beim Schenkelhalsbruch der Fall, wenn dieser mit Nagel und Platte versorgt wird (Abb. 57 und 58).

Die Tatsache, daß gerade beim alten Menschen, bei dem in der Regel Schenkelhalsbrüche auftreten, die Festigkeitseigenschaften des Knochens für die Verankerung des Implantates oft nicht mehr entsprechen, hat in den letzten Jahren eine Reihe von Chirurgen veranlaßt, bei Patienten im hohen Alter den Schenkelhalsbruch überhaupt nicht mehr zu nageln, sondern eine Endoprothese einzusetzen.

B. Pertrochantäre Platte

Die Knochenplatten, wie sie beim pertrochantären Oberschenkelbruch Verwendung finden, sind in ihrer Ausführung vielgestaltig (Abb. 59).

Lange Zeit wurden relativ dünne Knochenplatten verwendet, deren Querschnitt über die gesamte Länge gleich war. Dadurch ergab sich am Plattenwinkel als der Stelle des höchsten Biegemomentes eine erhebliche Schwächung. Diese Platten hatten den scheinbaren Vorteil, daß der Opera-teur während der Operation den Plattenwinkel durch Schränkeisen ver-ändern konnte. Die Platten, die auf den Markt kommen, haben normaler-weise eine Abstufung des Plattenwinkels von fünf zu fünf Grad. Durch das Schränken konnte der Chirurg den Plattenwinkel auch innerhalb der Fünf-gradabstufung verändern, so daß optisch ein besserer Kontakt des Nagel-kopfes mit der Platte erreicht wurde. Nicht bedacht wurde bei diesem Schränken, daß dadurch der Gefügeaufbau geschädigt und die Belastungs-fähigkeit der Platte zusätzlich geschwächt wurde. Plattenbrüche fanden sich praktisch nur am Plattenwinkel (Abb. 60).

Durch die Häufung der Brüche im Plattenwinkel sah man sich veran-laßt, die Plattenwinkelregion durch Sicken zu verstärken (Abb. 61). Aber auch diese Modifikation brachte in der Praxis keinen Vorteil. Nach wie vor

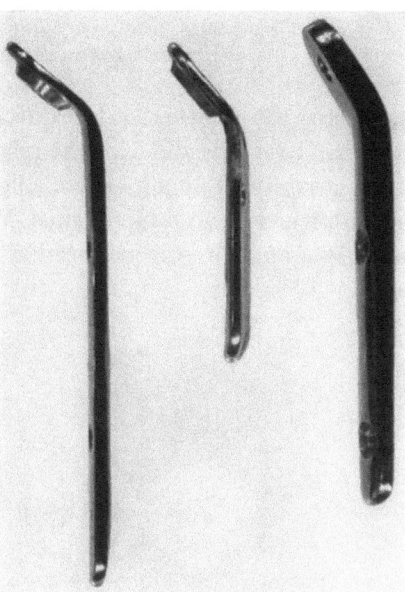

Abb. 59. Links: Eine im Plattenwinkel „dünne" pertrochantäre Platte. Mitte: Der Plattenwinkelbereich ist durch „Sicken" verstärkt. Rechts: Verstärkte pertrochantäre Platte. Der Typus der linken und mittleren Platte kann durch den Operateur mittels Schränkeisen im Sinne einer Winkelkorrektur verändert und die Platte dadurch iatrogen geschwächt werden. Eine derartige Veränderung ist bei der rechten verstärkten Platte nicht möglich

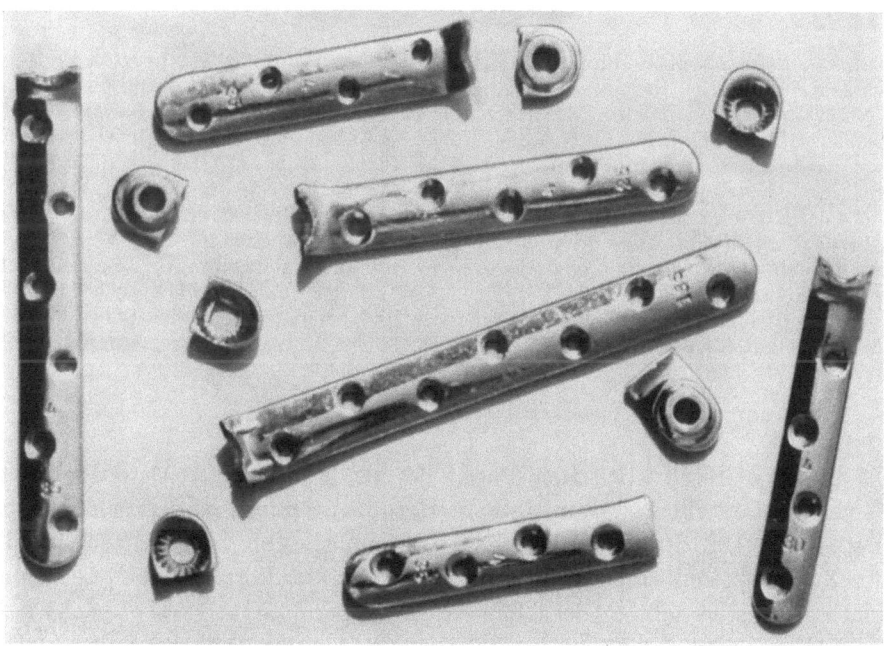

Abb. 60. Gebrochene pertrochantäre Platten. Die Plattenbrüche erfolgen immer im Bereich des Plattenwinkels oder in dessen unmittelbarer Umgebung, wobei das Biegen mit den Schränkeisen durch den Operateur die Plattenbrüche fördert. Von diesen Brüchen sind sowohl die sogenannten dünnen als auch die mit Sicken verstärkten dünnen pertrochantären Platten betroffen

war es möglich, diese Platte am Plattenwinkel durch Zurechtbiegen mit Schränkeisen zu verändern. Erst, als die Knochenplatten für den pertrochantären Bruch in ihrer gesamten Länge und vor allem im Plattenwinkelbereich erheblich verstärkt wurden, so daß sie einer Verbiegung durch das Schränkeisen nicht mehr zugänglich waren, wurden Plattenbrüche nicht mehr beobachtet.

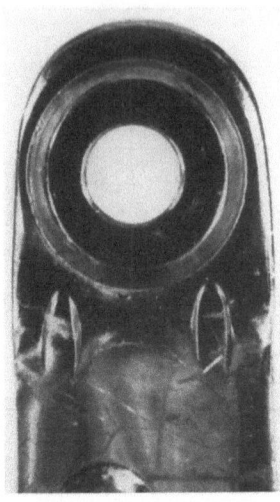

Abb. 61. Pertrochantäre dünne Platte, die zur Verstärkung des gefährdeten Plattenwinkels sogenannte „Sicken" aufweist. Diese an den dünnen Platten durchgeführten Verstärkungen haben sich in der Praxis als zu schwach erwiesen, um Plattenwinkelbrüche zu verhindern, obwohl Untersuchungsergebnisse vorliegen, die eine Überlegenheit dieser Platte gegenüber den verstärkten Platten aufweist. (Die Versuchsanordnung hat nicht den physiologischen Gegebenheiten des Körpers entsprochen, vor allem nicht der Komplexität der Belastungsfaktoren.) Ferner sieht man auf dieser Abbildung sehr deutlich die unexakte Ausführung dieses Markenimplantates. Das Versenkloch zur Aufnahme des Nagelkopfes ist bei diesem Implantat nicht konzentrisch, demnach ist der proximale und abgewinkelte Plattenanteil auf der Abbildung rechts etwa dreimal so stark als links. Es ist daher verständlich, daß bei entsprechender Belastung die linke Plattenseite wesentlich gefährdeter ist. Solche Implantate sind zur Zeit noch genügend im Handel

Einen weiteren kritischen Punkt bei der kombinierten Osteosynthese-Nagel-Platte stellt der unmittelbare Berührungspunkt dieser beiden Einheiten dar. Um die Nagel-Platten-Verbindung stabil zu gestalten, wurde der Nagelkopf mit einem Zahnkranz versehen, der korrespondierend in die Platte einrasten sollte. Diese Konstruktion berücksichtigt aber nicht den Winkel zwischen den einzelnen Zähnen, der für die Anpassung der Platte zu groß ist. Die Praxis zeigt, daß in den seltensten Fällen dieses Ineinandergreifen tatsächlich zustande kommt, daß es vielmehr der Regelfall ist, daß der Zahnkranz des Nagelkopfes nicht in den korrespondierenden Zahn-

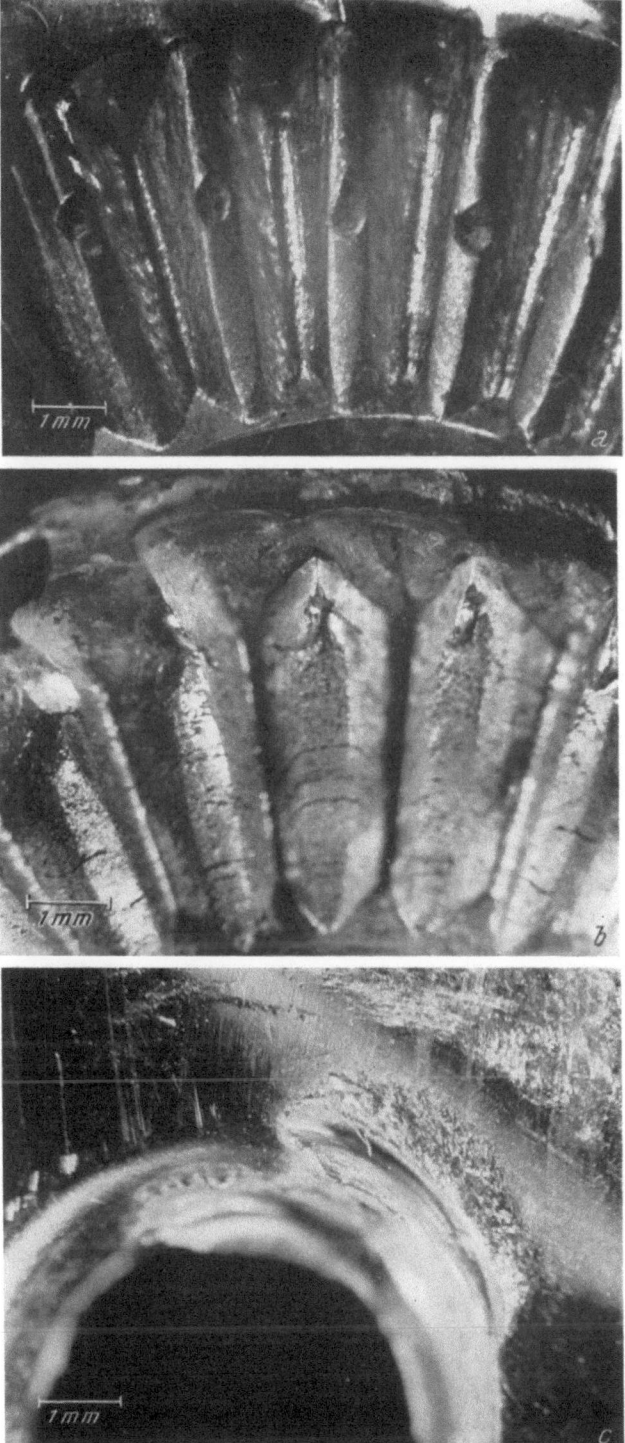

Abb. 62. a), b), c) Kontaktkorrosion am Zahnkranz des Nagelkopfes und der Platte

kranz der Platte einrastet. Würde der Operateur die beiden Zahnkränze immer zum Einrasten bringen, dann würde die am Oberschenkelschaft angelegte Platte einen Winkelausschlag bis zu 15 Grad zulassen, wodurch sich die Platte an ihrem peripheren Ende am Oberschenkelschaft nicht mehr befestigen ließe, da sie entweder ventral oder dorsal neben dem Knochen zu liegen käme. In der Praxis wird die Platte daher so angelegt, daß sie am Oberschenkelschaft paßt, wobei der Einrastmechanismus zwischen dem Zahnkranz des Nagelkopfes und proximalem Plattenende vernachlässigt wird. Durch die extreme Flächenbelastung der Zahnkanten kommt es zu einer örtlichen Kaltverformung, welche der ohnehin unvermeidlichen Kontaktkorrosion (Facekorrosion) weiteren Vorschub leistet (Abb. 62a—c).

C. Beispiele neuerer Formgebung

Wie schon erwähnt, erfolgt die Mehrzahl der operativen Versorgungen des Schenkelhalsbruches, des per-, aber auch des subtrochantären Oberschenkelbruches mit dem Dreilamellennagel, bzw. zusätzlich mit der Platte. Die kritischen Stellen dieser Kombinationsosteosynthese am proximalen Oberschenkelende wurden aufgezeigt. In Erkenntnis dieser Tatsache haben einige Autoren für ein starres Implantat zur Stabilisierung dieser Bruchform plädiert (Jewett-Nagelplatte, Winkelbauer-Moser-Nagel, Weis-Nagel, AO-Winkelplatte und andere).

1966 gab G. SCHEUBA seinen „Winkelnagel" an, der eine starre Kombination eines Dreilamellennagels in der Modifikation Felsenreich-Böhler mit einer Vier- bzw. Achtlochplatte darstellt, wobei der Platten-Nagelwinkel 130 Grad beträgt; ein Variieren des Schenkelhalsschaftwinkels bei dieser Konstruktion ist nicht möglich (Abb. 63a—f).

Die Fürsprecher der starren Winkelplatten gehen mit den von ihnen bevorzugten Implantaten einer der „schwachen Stellen" der zweiteiligen Osteosynthese, nämlich ihrer Verbindung, aus dem Wege.

KÜNTSCHER hat 1964 für die trochantären Frakturen den gebogenen *starren* Trochanternagel empfohlen, J. ENDER und R. SIMON-WEIDNER verwendeten seit 1969 runde *„elastische"* Nägel, die vom medialen Oberschenkelcondyl aus eingeschlagen werden (Abb. 64). Sie haben einen Durchmesser von 4,5 mm und eine Länge von 38 bis 48 cm. Das proximale Nagelende ist abgeschrägt und abgerundet, damit es sich an der Knochenwand nicht verfängt oder den teilweise porösen Knochen nicht perforiert. *Drei* solche elastische Nägel werden verwendet und verteilen sich fächerförmig im Kopfhalsfragment.

Tritt bei noch bestehender Varusstellung oder einem Corticalisdefekt am Adamschen Bogen der Nagel durch, dann kann man das gebogene Nagelende nach vorherigem Zurückziehen des Nagels durch entsprechende Drehung in das zentrale Bruchfragment hineinführen. Der Vorteil dieser

Osteosynthese liegt vor allem im Vermeiden einer Freilegung des Bruches
(vorherige geschlossene Reposition). Der Eingriff ist klein und daher scho-
nend.

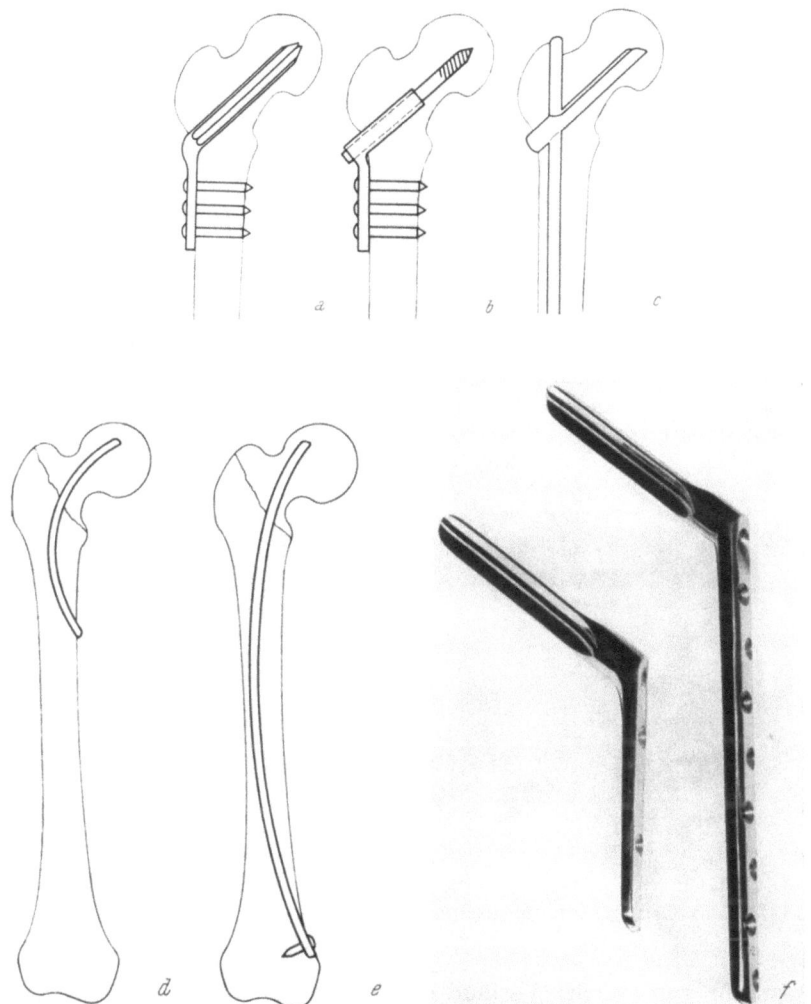

Abb. 63. a) Jewett-Nagel (1952) als „starres Einstückimplantat“. b) Pohlscher
Laschennagel als Beispiel für „Gleitosteosyntheseimplantate“. c) Y-Nagel nach
KÜNTSCHER (1954). d) Rundnagel nach LEZIUS (1950). e) Trochanternagel nach
KÜNTSCHER (1964). f) Winkelnagel nach SCHEUBA in der Ausführung als Kombina-
tion mit einer 4- bzw. 8-Loch-Platte

1969 entwickelte A. MENSCHIK eine Implantat-Kombination, bei welcher
ein mit einem Morsekonus (Konus 2° 15′ 40″) versehener Dreilamellennagel kraftschlüssig in eine korrespondierende Ausnehmung der pertrochantären Platte eingesteckt wird. Die Kopfschraube hat eine reine Halte-

und Sicherungsfunktion und übernimmt keine Drehmomente. Diese konus-
förmige Verbindung von Nagel und Platte und die neue Dimensionierung
von kopfnahem Nagel- und Plattenteil läßt wesentlich höhere Belastungen
als die bisherigen Osteosynthesekombinationen im trochantären Bereich zu
und bringt eine Stabilität der Verbindung von Nagel und Platte, wie man

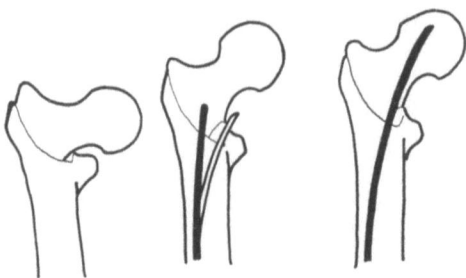

Abb. 64. Osteosynthese trochantärer Frakturen mit runden *elastischen* vom medialen
Oberschenkelcondylen aus eingeschlagenen Nägeln, nach J. ENDER und R. SIMON-
WEIDNER. [Aus: Acta chirurgica Austriaca, Heft 1 (1970)]

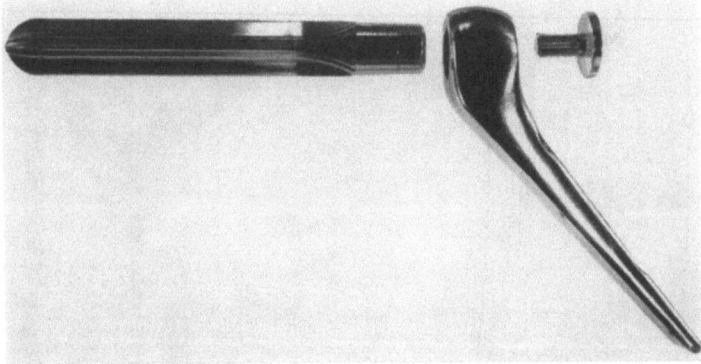

Abb. 65. Dreilamellennagel mit Morsekonus mit Platte und Schraube nach MENSCHIK

sie sonst nur von starren Verbindungssystemen kennt. Diese Ausführung
wird mit einem Plattenwinkel von 130, 135, 140 und 160 Grad und mit
verschiedener Plattenlänge hergestellt (Abb. 65).

D. Befestigungsschraube mit Sprengring für Nagel und Platte

Die Befestigungsschraube stellt einen weiteren schwachen Punkt dieser
kombinierten Osteosynthese dar. Wird die Platte verstärkt, dann verschiebt
sich der Locus minoris resistentiae in Richtung Schraube, beziehungsweise
Nagelhals. Wir finden daher bei verstärkten Platten Schraubenlockerungen,
Verbiegungen und Brüche im Bereiche des Nagelhalses.

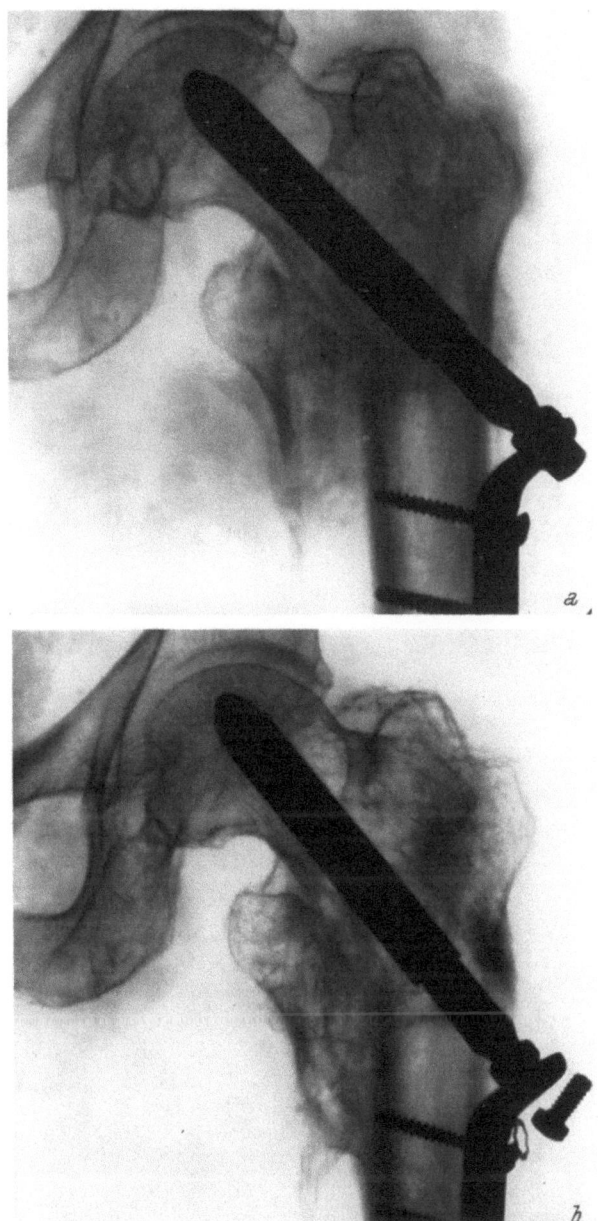

Abb. 66. a) Röntgenaufnahme eines mit Dreilamellennagel und Platte versorgten pertrochantären Oberschenkelbruches vom 8. 2. 1965. b) Kontrollröntgen am 4. 8. 1965, 6 Monate später. Extremfall einer Schraubenlockerung: Sprengring und Schraube liegen frei im Gewebe

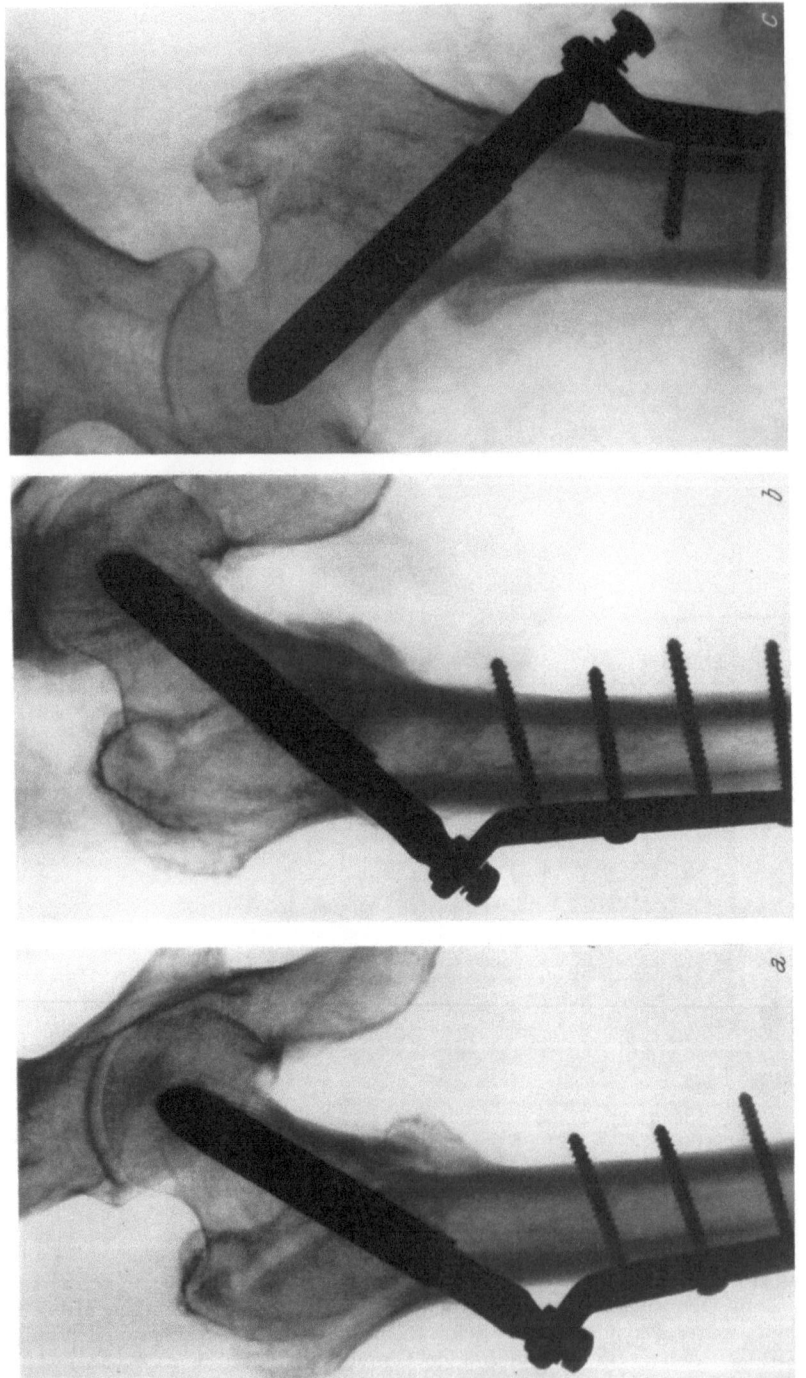

Abb. 67. a) Erkennbare Schraubenlockerung. Die Schraube zur Fixation der Platte an den Dreilamellennagelkopf nicht mehr gerecht angezogen. b) Der gleiche Fall zeigt 3 Monate später die Schraubenlockerung fortgeschritten und isoliert den Spreng-ring erkennbar. c) Gleicher Fall weitere 3 Wochen später

Bei nicht verstärkten Platten werden sowohl Schraubenlockerungen als auch Brüche im Plattenwinkel, ferner kombiniert mit Schraubenlockerungen, Verbiegungen und Brüche der Dreilamellennägel beobachtet.

Diese Beispiele zeigen die unzugänglichen und sich über Jahre erstreckenden Versuche, schrittweise den „schwachen Stellen" einer Kombinations-

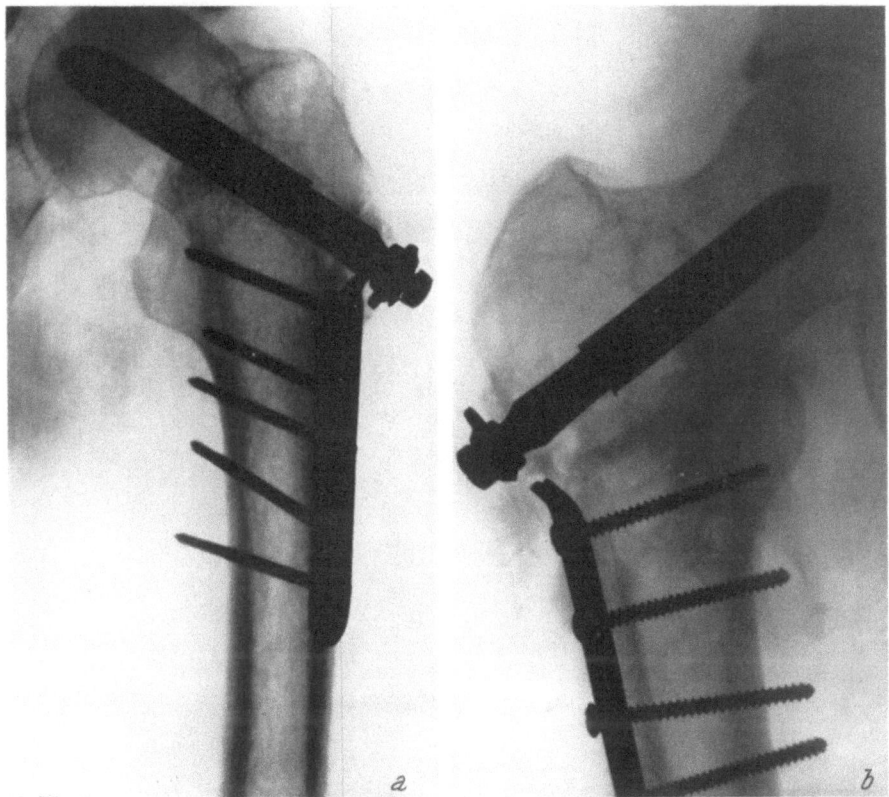

Abb. 68. a), b) Schraubenlockerung und Bruch einer dünnen pertrochantären Platte im Winkelbereich

osteosynthese auszuweichen, was einem Konstrukteur am Reißbrett in einem Zug möglich gewesen wäre.

Durch den Sprengring soll ein fester Sitz der Schraube erreicht werden. Aber auch dieser Sprengring hat sich in der vorhandenen Ausführung nicht bewährt. Ursprünglich wellig geformt, wird er durch das Anziehen der Schraube plattgedrückt, wodurch die wellige Form völlig sinnlos geworden ist. Die Empirik zeigt, daß sich die Befestigungsschrauben sowohl mit als auch ohne Sprengring lockern. Eine der Ursachen der Lockerung der Schraube ist darin zu suchen, daß zum Zeitpunkt des Anziehens der Schraube die betroffene Extremität fast immer noch in die Extensionsvorrichtung am

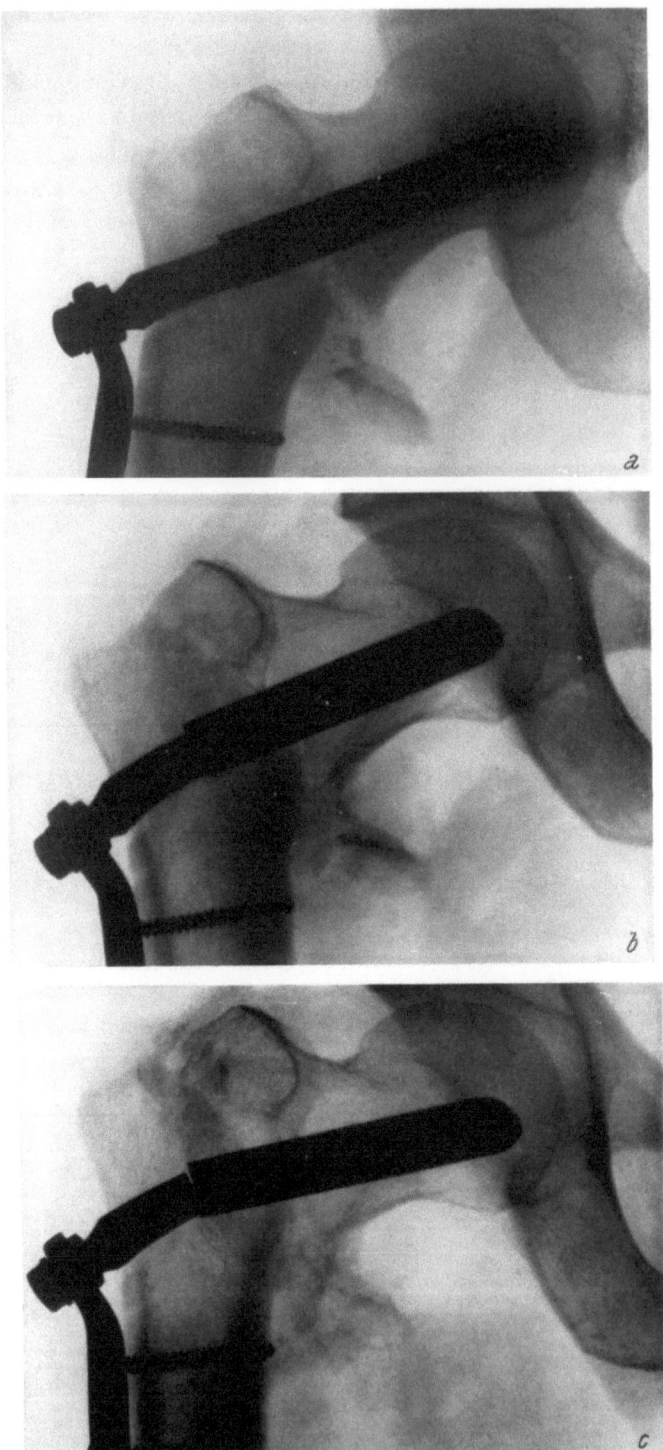

Abb. 69. a) Schraubenlockerung mit isoliert erkennbarem Sprengring. b) 3 Wochen
später zusätzlich Verbiegung des Dreilamellennagels. c) Nach weiteren 4 Wochen
Bruch des Dreilamellennagels an der Abstufung

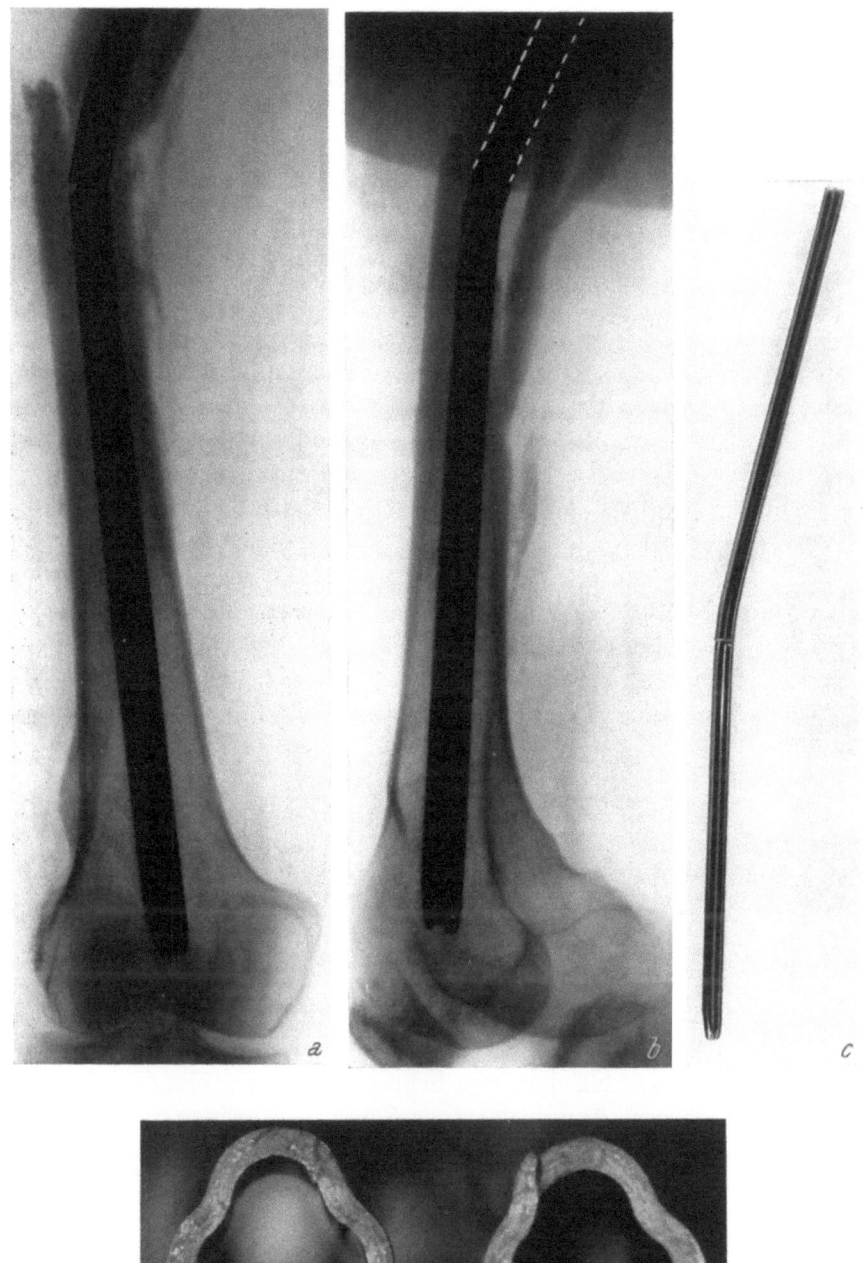

Abb. 70. a), b) Ohne äußere Einwirkung gebrochener Oberschenkelmarknagel bei einem
Oberschenkelschaftbruch im mittleren Drittel ap und seitlich. c) Der Marknagel nach
der Entfernung. d) Die Bruchstelle des Marknagels

Operationstisch einbezogen ist und nach Wegnahme des Zuges die Schraube nicht immer nachgezogen wird. In letzter Zeit wurde der Durchmesser der Befestigungsschraube von 6,25 auf 7 mm vergrößert, wodurch sich nach statischer Berechnung eine um 42 Prozent höhere Festigkeit ergibt (Abb. 66—69).

E. Marknägel

Die Marknagelung gehört heute zu den Standardoperationen in der Knochenchirurgie und die Domäne ihrer Indikation bleibt dem Oberschenkelschaft mit zur Nagelung geeigneten Bruchformen vorbehalten. Die Marknagelung des Schienbeins wird seltener geübt, das gleiche gilt mit noch größerer Einschränkung für den Oberarm, die Elle und Speiche.

Die Formgebung der heute verwendeten Marknägel kann als ausgereift bezeichnet werden.

Die Technik der Marknagelung selbst — instabil oder stabil — hat sich fast zur Gänze in Richtung stabiler Implantation des Marknagels mit Aufbohren des Markraumes verlagert.

Brüche bei Marknägeln beobachten wir häufiger bei unstabiler Nagelung infolge Querbelastung des Implantates als bei stabiler Osteosynthese (Abb. 70).

F. Knochenschrauben

Als Implantat sind die Knochenschrauben bei der operativen Knochenbruchbehandlung der Größenordnung ihrer Anwendung nach an erster Stelle zu nennen. Die Form der Schrauben hat sich, wie auch die übrigen bei der Osteosynthese verwendeten Implantate in den letzten Jahrzehnten, häufig geändert. Noch bis vor etwa zehn Jahren waren Knochenschrauben in Verwendung (und sind es zum Teil heute noch), deren Gewinde nach Art einer Metallschraube gestaltet war. Es dauerte geraume Zeit, bis die Tatsache berücksichtigt wurde, daß derartige Schrauben für die Fixation des Knochens ungeeignet sind. Durch das enge Schraubengewinde verankert sich die Schraube sowohl im Markraum als auch in der Knochenrinde nur unzureichend, so daß Schraubenlockerungen und dadurch auch Lockerungen von zusammengesetzten Implantaten die Folge sind. Wenn die durchgeführte Osteosynthese auch stabil erschien, so konnte man doch — so man den Versuch unternahm — die meisten Schrauben ohne Schwierigkeit mit zwei Fingern aus dem Bohrkanal entfernen. Die Schraubenlockerung ist auch auf eine Schädigung der Knochensubstanz infolge Erhitzung des Bohrkanales beim Vorbohren und auf eine Überdrehung der Schrauben zurückzuführen.

Erst allmählich setzte sich in den letzten Jahren die Formgebung der Knochenschrauben nach der Art des Gewindes einer Holzschraube durch

und erst mit dieser Modifikation konnte ein ausreichender Halt der implantierten Schraube im Knochen erreicht werden.

Die Chirurgen lernten auch, die Schrauben dahingehend zu differen-
zieren, daß eine zur Implantatfixation verwendete Schraube eine andere
Formgebung haben müßte als eine Schraube, die zur Fixation eines Knochen-

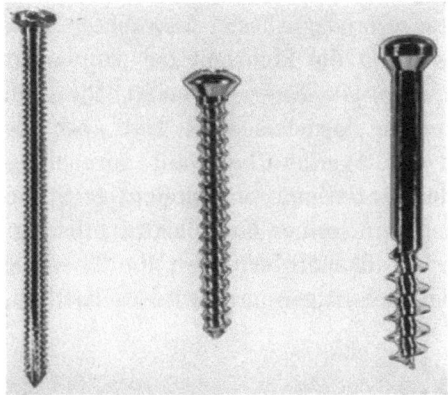

Abb. 71. Von links nach rechts: Corticalisschraube mit engem Gewinde, ähnlich dem
einer Metallschraube, wie sie für die Knochenchirurgie nicht geeignet ist. Diese Form
wurde jedoch noch bis vor wenigen Jahren häufig bei der Osteosynthese verwendet.
Corticalisschrauben mit einem Gewinde ähnlich dem einer Holzschraube, welches den
Anforderungen einer Implantatfixation im Knochen entspricht. Spongiosaschraube,
die sich im Markraum verankert

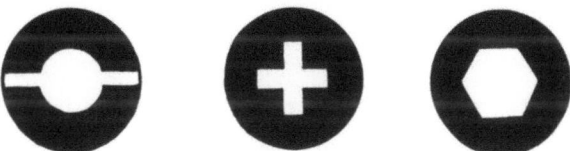

Abb. 72. Von links nach rechts: Formgebung der Schraubenköpfe: Schlitz, Kreuz
und Sechskant

fragmentes verwendet wird und deren peripheres Ende im Markraum liegt.
So unterschied man Corticalisschrauben einerseits und Spongiosaschrauben
andererseits (Abb. 71). Auch setzte sich allmählich die Erkenntnis durch,
daß die Corticalisschrauben bei einer Implantation so dimensioniert sein
müssen, daß sie beide Rinden eines Röhrenknochens mitfassen, da bei
Nichtverankerung der Corticalisschrauben in der gegenüberliegenden
Knochenrinde Lockerungen auftreten. Durch die Verankerung in der gegenüberliegenden Corticalis wird nicht nur eine Verdoppelung der Fixations-
fläche in Richtung der Schraube, sondern auch eine wesentlich höhere
Stabilität gegenüber einer seitlichen Verschiebung gewährleistet. Der

exakte Sitz der Schraube wird durch entsprechendes Vorschneiden des Gewindes im Knochen erzielt.

Was die Formgebung der Schraubenköpfe anlangt, so sind Köpfe mit Schlitz, Kreuz und Sechskant im Gebrauch. Wegen der besseren Kraft-übertragung hat sich jedoch der Imbus mit dem Sechskant durchgesetzt (Abb. 72).

Wenn wir die Vielzahl der zur Zeit beschriebenen und auch durch-geführten Arten von Osteosynthesen betrachten, dann müssen wir die Feststellung machen, daß die Mehrheit der Implantate hinsichtlich ihrer Formgebung auf *chirurgischer Empirik* basiert. Die Biologie, die Physiologie wurden vielfach zuwenig berücksichtigt. Daß aber ebenso die Grundlagen der Mechanik und die Werkstoffauswahl vernachlässigt wurden, dafür sprechen die Schadensstatistiken eine eindeutige Sprache. Sicher läßt sich der lebende Organismus in seiner Komplexität nicht in absolute Schemata einordnen; doch gerade deshalb erfordert die Therapie eine umfassendere Berücksichtigung der vielseitigen naturwissenschaftlichen Faktoren.

VI. Untersuchung von Schadensfällen

Keines der im Kap. III D beschriebenen Prüfverfahren kann der am Implantat herrschenden Wechselwirkung von mechanischen und korrosionschemischen Einflüssen vollkommen gerecht werden, wenn man zur Nachahmung auch noch so komplizierte Apparate ersinnt. Ein wesentlich zielführenderer Weg, aus den für Implantate verwendeten Werkstoffen die geeignetsten zu ermitteln, erscheint daher eine Untersuchung von Schadensfällen an Implantaten. Untersuchungen von Schadensfällen werden zwar seit langem durchgeführt, beschränken sich aber in der Mehrzahl der Fälle auf eine Beschreibung unerwarteten Versagens einzelner Implantate [66, 118, 148, 111, 34, 93].

Diese Berichte stammen meist von Chirurgen, die ihrerseits natürlich nicht in der Lage waren, die auf der Seite des Werkstoffes gelegenen Ursachen für das Versagen eindeutig festzustellen. Die Schlußfolgerungen beschränken sich daher meist auf eine Verurteilung gewisser Werkstoffe oder Werkstoffgruppen und nehmen nicht darauf Rücksicht, daß für das mechanische und das Korrosionsverhalten viele Einflüsse von der Erschmelzung über alle Verarbeitungsgänge bis zur Endbearbeitung ausschlaggebend sind. Eine Reihe von Arbeiten geht aber auch auf die im Werkstoff liegenden Ursachen der beobachteten Ausfälle ein [47, 53, 43]. Diese Untersuchungen könnten die Schadensursache in vielen Fällen eindeutig erkennen und auch Hinweise zu ihrer Verminderung geben. Für einen Vergleich der Anfälligkeit verschiedener Werkstoffe reichte der untersuchte Probenumfang aber meist nicht aus. Schadensuntersuchungen mit einer großen Zahl von Fällen, bzw. Proben [113, 22], konnten als wichtigste Ursachen der Korrosion in Körperflüssigkeiten galvanische Elementbildung und Reibkorrosion feststellen.

Eine systematische metallkundliche Überprüfung mit dem Ziele einer konkreten Ermittlung von Schadensursachen und Häufigkeit setzt einen ziemlich hohen Probenumfang und eine gute Zusammenarbeit von Chirurgen und technischen Versuchsanstalten voraus. Die Auswertung einer Untersuchung der Schadensfälle kann dann in derselben Weise wie bei einer großen Zahl mechanischer und korrosionschemischer Versuche vorgenommen werden. Voraussetzung ist jedoch, daß der Umfang der Proben dazu ausreicht und alle Untersuchungen in gleicher Weise durchgeführt wurden.

Eine solche Überprüfung wurde von den Autoren mit den von zwei Ver-

suchsanstalten nach einheitlichen Gesichtspunkten untersuchten Schadensfällen durchgeführt. Aus der großen Zahl der von verschiedenen Chirurgen
im Zeitraum von 1960 bis 1970 nach der Extraktion beanstandeten Implantaten konnten 70 Fälle ausgewertet werden. Alle untersuchten Implantate bestanden aus austenitischen Cr-Ni-, bzw. Cr-Ni-Mo-Stählen verschiedener Provenienz.

Alle Einzelergebnisse, bei denen die Schadensursache mit vertretbarer
Sicherheit festgestellt werden konnte, wurden in Tabelle 1 zusammengestellt. Diese Gegenüberstellung von 70 Schadensfällen enthält die Art des
Implantates, die Implantationsdauer, soweit diese bekanntgegeben wurde,
die von der Seite der Chirurgen angegebene Beanstandung, und die wesentlichen Ergebnisse der Untersuchung, wie chemische Zusammensetzung,
Gefügeaufbau und Festigkeit (Härte). Die Art des Schadens und die nach
dieser Untersuchung ermittelte Schadensursache sind in einer getrennten
Spalte wiedergegeben. Nach der obigen Gegenüberstellung traten Schadensfälle in folgender Häufigkeit auf:

Reibungskorrosion	24 Fälle entsprechend	34%
Brüche	18 Fälle entsprechend	26%
Interkristalline Korrosion	14 Fälle entsprechend	20%
Lochfraß	9 Fälle entsprechend	13%
Verbiegungen	5 Fälle entsprechend	7%

Diese Gegenüberstellung stellt eine grobe Aufschlüsselung dar, in der
z. B. die Brüche nicht weiter unterteilt wurden. Auf eine weitere Unter-
teilung wurde aber auch deswegen verzichtet, weil bei einer nochmaligen
Überprüfung der Einzelfälle praktisch nur Korrosionsdauerbrüche eindeutig
feststellbar waren. Verformungslose Gewaltbrüche sind wegen der hohen
Dehnungswerte der Werkstoffe sehr unwahrscheinlich und Spannungsrißkorrosion scheidet, wie schon unter III C 5 besprochen, wegen der niedrigen
Temperatur und des niedrigen Cl-Ionengehaltes des Angriffsmittels aus.
Bei den anderen Schäden war eine eindeutige Zuordnung wesentlich leichter.

Nicht auswertbar waren nur wenige Fälle örtlicher Korrosion, die zum
erheblichen Teil auf unsachgemäße Beschädigung der Oberfläche der
Implantate zurückzuführen waren. Auch die wenigen Fälle von Spalt-
korrosion, die alle auf Fehler bei der Herstellung der Implantate zurückgeführt werden konnten, wurden bei dieser Auswertung nicht weiter berücksichtigt.

In Tabelle 2 wurden die häufigeren und daher einer zahlenmäßigen Auswertung zugänglicheren Schadensfälle auf die wahrscheinlichste Schadensursache hin geprüft. Die 1. Spalte enthält die Schadensfälle, die 2. ihre
Häufigkeit, die 3. die als wesentlich betrachtete Schadensursache, die
4. weitere Schadensursachen. In der 5. Spalte ist die Häufigkeit der betrachteten Schadensursachen, bzw. die Häufigkeit der Überlagerung von

Schadensursachen wiedergegeben. Die 6. und 7. Spalte enthält die Zahl, bzw. den prozentuellen Anteil jener Fälle, bei denen die betrachtete Schadensursache und die betrachteten Schadensfälle zusammenfallen. Dies bedeutet, daß der aufgetretene Schaden aus der betrachteten Schadensursache erklärt werden kann. So sind z. B. alle Fälle von interkristalliner Korrosion auf erhöhten C-Gehalt zurückzuführen, jedoch nur 89% der Fälle von Lochfraß auf einen zu geringen Mo-Gehalt.

Die letzte Rubrik gibt den Prozentsatz jener Fälle wieder, bei denen die untersuchte Schadensursache tatsächlich zum Schaden geführt hat. Sie kommt also der maximalen Wahrscheinlichkeit gleich, mit der sich eine latent vorhandene Schadensursache negativ auswirkt. Hier kann nur mit der maximalen Wahrscheinlichkeit gerechnet werden, weil innerhalb der nicht reklamierten Fälle ein unbekannter Anteil mit latenter Schadensursache enthalten sein kann, der bei den reklamierten Fällen mit hoher Wahrscheinlichkeit höher ist. Zu den einzelnen Schadensarten kann man folgendes bemerken:

A. Reibungskorrosion

Dieser Schadensfall, von dem mehr als ein Drittel aller Implantate betroffen sind, wurde auf die Wirksamkeit einer allgemeinen und örtlichen Kaltverformung untersucht. Die Gegenüberstellung von abgelöschten und kaltverformten Implantaten deutet auf eine höhere Anfälligkeit der abgelöschten Implantate hin (46 gegenüber 24). Untersucht man aber die abgelöschten Implantate auf örtliche Kaltverformung, so erkennt man, daß die abgelöschten Implantate mit örtlicher Kaltverformung die höchste Anfälligkeit zeigten, während die abgelöschten Implantate ohne kaltverformte Bereiche am besten abschneiden. Es ist jedoch nicht ganz auszuschließen, daß die festgestellte örtliche Kaltverformung in einigen Fällen durch eine unsachgemäße Behandlung bei der Implantation erfolgte, welche z. B. bei unsymmetrischer Belastung von Schrauben gleichzeitig eine verstärkte Reibkorrosion zur Folge hat.

B. Brüche

Brüche traten vorwiegend bei der Versorgung des Oberschenkelbruches in den am stärksten beanspruchten Teilen der Verbindung Nagel—Platte auf (Abb. 56, 57, 58, 66). Nach den obigen Ausführungen handelt es sich vor allem um Korrosionsdauerbrüche, die bei kaltverformten Implantaten eindeutig häufiger auftreten als bei abgeschreckten (34 gegenüber 12%). Bei den wenigen Schadensfällen an abgeschreckten Implantaten konnte in den meisten Fällen örtliche Kaltverformung beobachtet werden, was die obige Aussage noch bekräftigt.

C. Interkristalline Korrosion

Alle Fälle von interkristalliner Korrosion konnten auf einen erhöhten Kohlenstoffgehalt zurückgeführt werden, wobei dieser aber nur bei der Hälfte der Fälle zu einem Schaden führte. Ein zu geringer Mo-Gehalt scheint diese Anfälligkeit noch zu erhöhen, was mit anderen Untersuchungen mit wesentlich kritischeren Bedingungen übereinstimmt [162].

D. Lochfraß

Diese Art des Angriffes konnte trotz der relativ geringen Zahl von 8 Proben eindeutig auf einen zu niedrigen Mo-Gehalt zurückgeführt werden. Von der Legierung mit 2% Mo fiel dagegen nur eine Probe aus. Kaltverformung und erhöhter C-Gehalt zeigen eine geringe Verschlechterung. Bemerkenswert ist, daß bei Mo-freien Implantaten mit maximal 50%iger Wahrscheinlichkeit mit dem Auftreten von Lochfraß zu rechnen ist.

E. Verbiegungen

Eine Verbiegung trat, wie zu erwarten, wesentlich häufiger bei den weicheren abgeschreckten, als bei den härteren kaltverformten Implantaten auf. Beim Dreilamellennagel wurden Verbiegungen sowohl im Bereiche des reduzierten Querschnittes (Abb. 73a und b) als auch zentral davon fest-

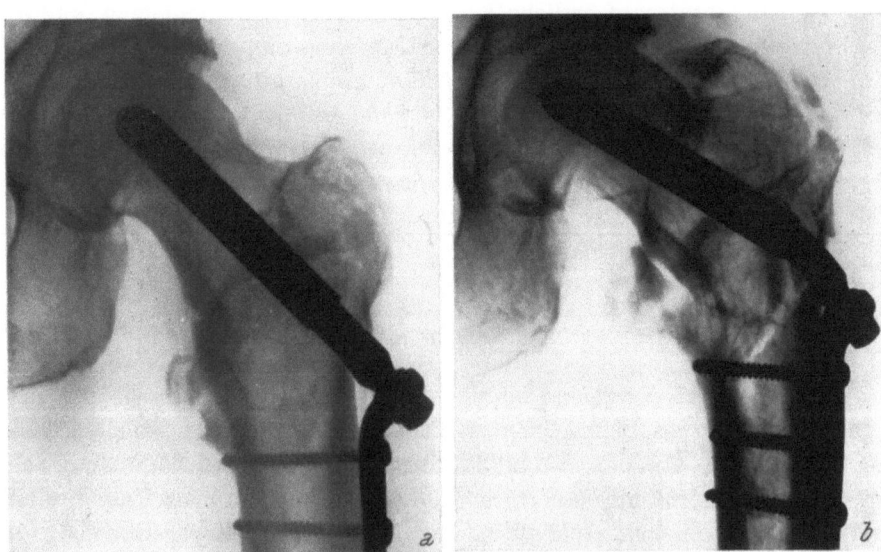

Abb. 73. Beispiel einer Osteosynthese bei einem pertrochantären übergehend in einen subtrochantären Oberschenkelbruch, bei welcher sich der Dreilamellennagel noch vor dem ersten Belastungsröntgen verbogen hat

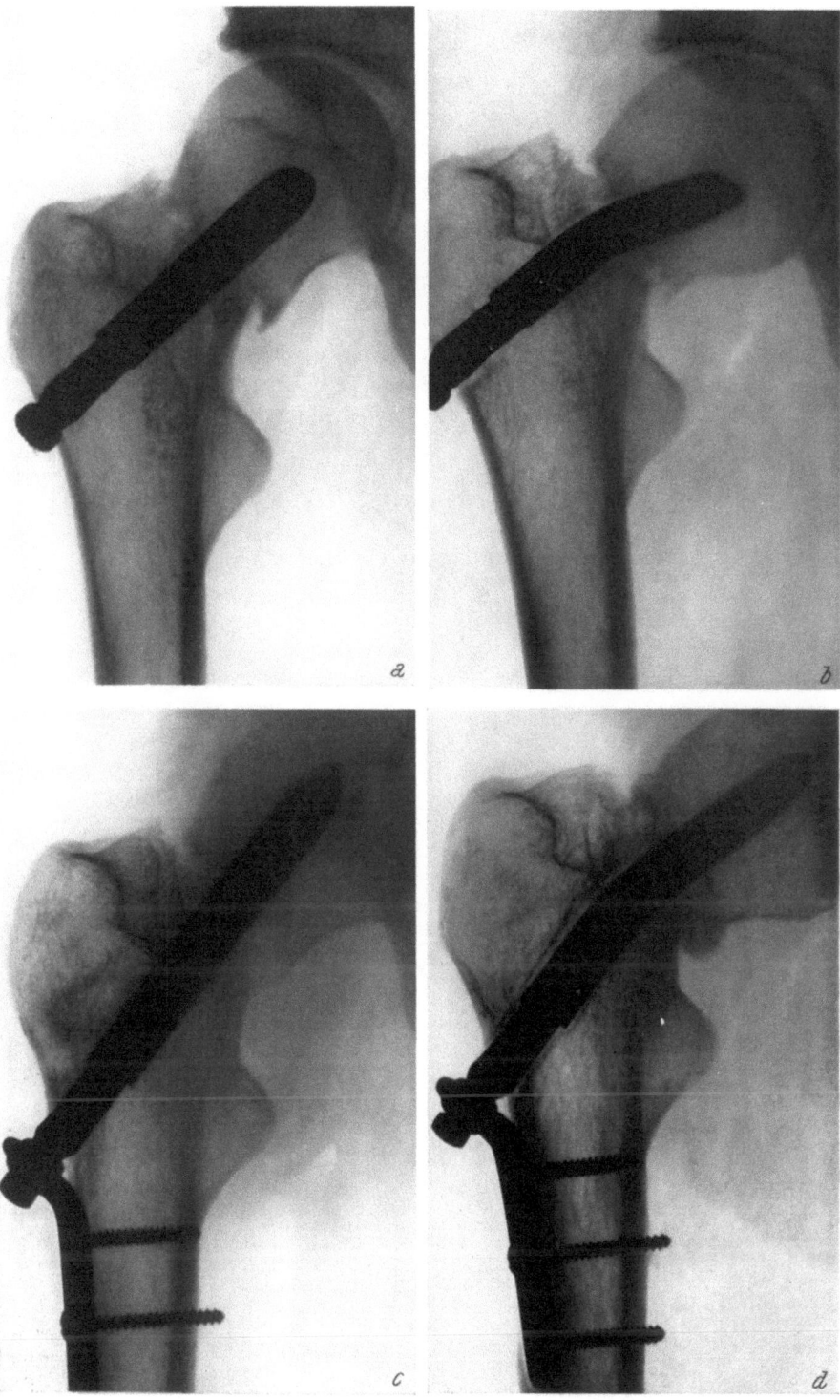

Abb. 74. a), b), c), d) Verbiegung von ohne und mit Platte implantierten
Schenkelhalsnägeln bei demselben Schenkelhalsbruch

gestellt (Abb. 74a—d). Die Wahrscheinlichkeit dieses Schadens ist jedoch
gegenüber den anderen Schäden mit maximal 15% relativ gering.

Die obige Untersuchung auf Schadensursachen gibt gegenüber allen
bisherigen Versuchen ein quantitativeres Bild nicht nur über Häufigkeit
der einzelnen Schadensarten, sondern läßt auch den wesentlich wichtigeren
Schluß von einer latent vorhandenen Schadensursache auf die Wahrscheinlichkeit einer tatsächlichen Schädigung zu.

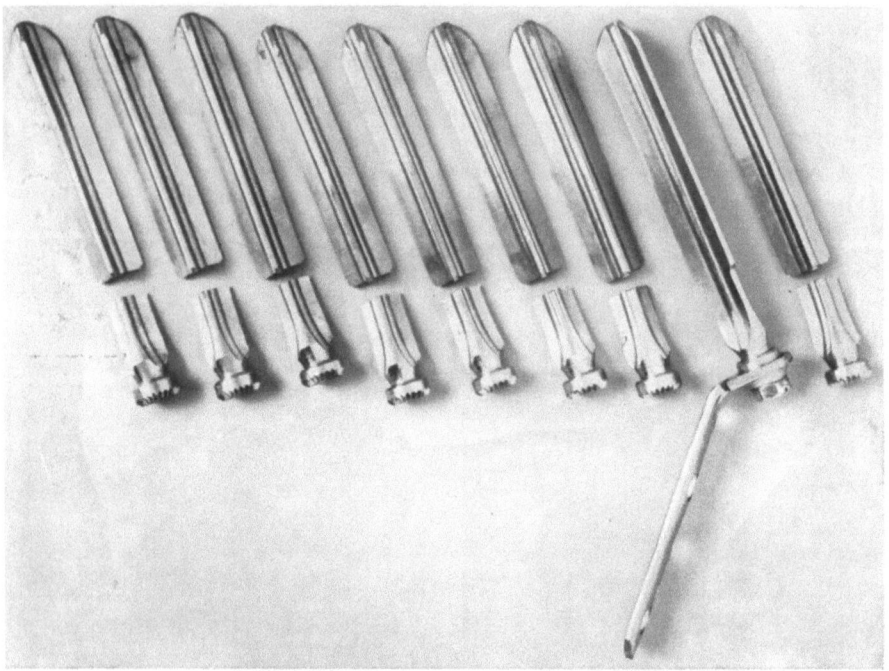

Abb. 75. Ergebnis von Biegewechselversuchen als Grundlage zur Verbesserung der
Formgebung von Implantaten

Als wesentliche Folgerung wurde festgestellt, daß interkristalline Korrosion und Lochkorrosion durch die Festlegung eines niedrig gekohlten
Cr-Ni-Mo-Stahles weitgehend beherrschbar sein werden. Korrosionsdauerbrüche und Verbiegungen werden jedoch mehr und mehr in den Vordergrund treten und weder mit abgeschreckten noch mit kaltverformten Stählen
dieser Zusammensetzung wesentlich einzuschränken sein.

Richtlinien für die Auswahl einer neuen Qualität können aus einer
Schadensstatistik grundsätzlich nicht abgeleitet werden, da diese immer
nur innerhalb der eingesetzten Marken eine Auswahl treffen kann. Dazu
können aber die bekannten Prüfverfahren auf Korrosion und auch alle
elektrochemischen Untersuchungsmethoden herangezogen werden, die

meist unter kritischeren Verhältnissen die Auswahl einer geeigneteren Qualität erlauben. Man wird daher eine nach solchen Gesichtspunkten und Untersuchungen ausgewählte neue Stahlmarke ohne Risiko einsetzen können und kann in jedem Falle mit einer Verbesserung gegenüber bekannten Werkstoffen rechnen. Wie groß diese Verbesserung bei Implantaten tatsächlich ist, läßt sich jedoch wiederum nur über die Feststellung der Verminderung der Schadensfälle verfolgen. Das bedeutet, daß die neu ausgewählten, besseren Qualitäten einer neuen Schadensanalyse unterzogen werden müssen, was das Herantasten an einen optimal geeigneten Werkstoff leider nicht gerade beschleunigt.

Auf der anderen Seite ist aber auch zu bedenken, daß eine raschere Entwicklung neuer Werkstoffe zu Schwierigkeiten der Lagerhaltung in den Spitälern und zu einer Gefahr galvanischer Korrosion bei Verwechslungen mit den bisher verwendeten Implantaten führen würde.

Dasselbe Verfahren sollte grundsätzlich auch bei Konstruktionsänderungen vorgenommen werden, bei denen ähnlich wie bei der Qualitätsauswahl durch Korrosionsversuche der aufwendigere Teil der Vorarbeit am Reißbrett und am Prüfstand geleistet werden kann. Ein Beispiel dafür zeigt das Ergebnis einer Reihe von Biegewechselversuchen an der Kombination Nagel—Platte (Abb. 75), nach dem die schon in den Kapiteln III und V besprochene Kerbe am Dreilamellennagel eindeutig als schwächste Zone erkennbar ist [103].

Zahlreiche Brüche an implantierten Teilen hätten durch Vorversuche dieser Art vermieden werden können.

VII. Werkstoffe für Implantate

Aus den in den Kapiteln II und III beschriebenen mechanischen und korrosionschemischen Beanspruchungen lassen sich die Eigenschaften eines zur Herstellung von Implantaten in idealer Weise geeigneten Werkstoffes theoretisch unschwer ableiten. Im Hinblick auf die einzelnen Werkstoffeigenschaften ergeben sich folgende wesentliche Forderungen:

1. Ein ideales Verhalten gegenüber statischer Belastung wird durch möglichst hohe Festigkeit bei ausreichenden Dehnungswerten gewährleistet. (Durch diese Forderung wird ein Gewaltbruch praktisch ausgeschaltet, da vor dem Bruch eine weniger folgenschwere Verbiegung eintritt, die zu einer Entlastung führt.)

2. Gegenüber einer dynamischen Belastung soll der Werkstoff eine möglichst hohe Biegewechselfestigkeit aufweisen.

3. Maximale Korrosionsbeständigkeit muß gegenüber Körpersäften und physiologischer Kochsalzlösung unter allen in Betracht kommenden pH-Werten und Belüftungsverhältnissen gegeben sein. Diese Forderung muß aber auch bei gleichzeitiger statischer und dynamischer Beanspruchung erfüllt sein. Das bedeutet Beständigkeit gegen Spannungsrißkorrosion und Korrosionsdauerbruch.

4. Die Werkstoffe dürfen keinerlei schädigende Wirkung auf das Gewebe ausüben. Abgesehen von direkten Kontaktwirkungen wird diese Forderung durch eine absolute Korrosionsbeständigkeit erfüllt.

5. Die Werkstoffe müssen ohne Beeinträchtigung ihrer für diese Verwendung ausschlaggebenden Eigenschaften auf Implantate verarbeitet werden können.

6. Der Preis der Werkstoffe darf eine nach der Verwendung sehr unterschiedliche, aber auch für einzelne Implantate schwierig festzulegende Grenze nicht überschreiten. Wenn man über diese Forderung auch verschiedenster Auffassung sein kann, sollte man sich aber doch bewußt sein, daß eine ganze Gruppe von Materialien nur wegen ihres Preises für größere Implantate kaum in Betracht kommt. Aber auch bei mechanisch und korrosionschemisch etwa gleichwertigen Materialien werden wirtschaftliche Überlegungen zu berücksichtigen sein.

Wieweit diesen Forderungen nach einem idealen Werkstoff für Implantate entsprochen werden kann, bestimmt einzig und allein der technische Stand der Entwicklung. Dabei ist von vornherein klar, daß verschiedene

Gruppen von Werkstoffen den einzelnen Forderungen mehr oder weniger gerecht werden können. Gegenüber der Summe der Forderungen werden innerhalb einer Werkstoffgruppe nur noch wenige Werkstoffe in Betracht kommen, so daß dann zwischen den günstigsten Werkstoffen einzelner Werkstoffgruppen eine Auswahl zu treffen bleibt.

Diese Auswahl beschränkt sich dann vorwiegend auf die wesentlichsten Forderungen einer hohen Festigkeit und einer möglichst weitgehenden Korrosionsbeständigkeit. Gerade diese beiden Eigenschaften schließen sich aber innerhalb der einzelnen Werkstoffgruppen oft gegenseitig aus, was die Auswahl eines optimalen Werkstoffes noch erschwert. Der Kompromiß zwischen den Extremen eines hochfesten unbeständigen und eines weichen beständigen Werkstoffes hängt aber auch wesentlich davon ab, ob man gegenüber der Festigkeit oder der Korrosion größere Konzessionen machen kann oder muß.

Nach dem korrosionschemischen Verhalten können wir die beständigen Edelmetalle von den nur unter bestimmten Voraussetzungen beständigen, thermodynamisch aber instabilen passivierbaren Metallen unterscheiden.

Daneben sind noch die Kunststoffe zu erwähnen, die ebenfalls eine hohe Korrosionsbeständigkeit aufweisen können, obwohl sie thermodynamisch nicht stabil sind. Eine Eigenschaft unterscheidet alle Kunststoffe ganz wesentlich von den Metallen, und das ist ihre viel geringere Leitfähigkeit für Wärme und Elektrizität. In dieser Beziehung sind die Kunststoffe dem Gewebe viel ähnlicher als die Metalle, worauf besonders bei oberflächennahen Implantationen Wert gelegt wird [93]. Für tragende Implantate kommen Kunststoffe aber wegen ihrer im Vergleich zu den Metallen geringeren Festigkeit kaum in Betracht.

In den folgenden Kapiteln sind die wichtigsten Gruppen von Metalllegierungen, welche heute zur Herstellung von Implantaten Verwendung finden, mit ihren dafür kennzeichnenden Eigenschaften wiedergegeben. Darüber hinaus werden auch jene Legierungen besprochen, die für Implantate auf Grund ihrer Eigenschaften in Betracht kommen oder dafür empfohlen wurden. In wenigen Ländern gibt es zwar Werkstoffempfehlungen für Osteosynthesematerial, diese sind aber für die Hersteller von Implantaten nicht verbindlich.

A. Edelmetalle

Edelmetalle und ihre Legierungen, die hier nicht mit Edelstählen zu verwechseln sind, zeichnen sich gegenüber allen anderen Metallen und Kunststoffen in den hier in Betracht kommenden Medien durch ihre thermodynamische Stabilität aus und gewähren damit die größte Sicherheit gegenüber einem Korrosionsangriff. Dieses Verhalten läßt auch eine gute Verträglichkeit mit dem Gewebe erwarten. Damit ist aber noch nicht gesagt, daß diese Werkstoffgruppe auch gegenüber allen Arten örtlicher Korrosion vollkommen beständig ist. Obwohl im einschlägigen Schrifttum kein Bericht über Versagen von implantierten Edelmetallen infolge Korrosion gefunden werden konnte, dürften einige als „Versprödung" bezeichnete Fälle als Korrosionsdauerbrüche oder Spannungsrißkorrosion anzusprechen sein. Dieser Verdacht wird nicht nur durch Laboratoriumsversuche, sondern auch durch das Versagen von Goldlegierungen gegenüber relativ schwachen Korrosionsbeanspruchungen bei niedriger Temperatur bestätigt.

Edelmetalle sind aber auch gegenüber Reibkorrosion empfindlich, die jedoch wesentlich schwächer als bei passivierbaren Legierungen ist, weil hier nur eine Aktivierung des Gefüges auftritt und die Beschädigung einer Schutzschicht keine Rolle spielt.

Reine Edelmetalle sind duktil und weisen keine für die Herstellung von Implantaten interessanten Festigkeitswerte auf. Es existiert jedoch eine ganze Reihe von Legierungen sowohl des Goldes als auch der Platinmetalle, die erheblich höhere Festigkeiten aufweisen (Tabelle 3).

Die Verwendung von Edelmetallen hat sich auf mechanisch weniger beanspruchte Teile wie Abdeckplatten aus Silber, Kanülen und kleinere Teile aus anderen Edelmetallen beschränkt. Für größere, mechanisch beanspruchte Implantate sind Silber und die Mehrzahl seiner Legierungen zu weich, Gold und die Platinmetalle aber wurden wegen ihres hohen Preises nicht in Betracht gezogen, obwohl einige härtbare Legierungen dieser Gruppe den heute für Implantate verwendeten Werkstoffen auch in ihren Festigkeitseigenschaften deutlich überlegen sind. Das gilt vor allem für die in Tabelle 3 wiedergegebenen komplexen Gold-, Palladium-, Platin-, Silber- und Kupfer-Legierungen, die für besonders beanspruchte Teile von implantierten künstlichen Organen eingesetzt wurden.

B. Passivierbare Metalle

Von allen unedlen, also thermodynamisch instabilen Metallen mit einer im Vergleich zu den Edelmetallen geringeren Korrosionsbeständigkeit kommen für Implantate nur jene in Betracht, die an ihrer Oberfläche beständige Schutzschichten ausbilden können. Diese Schutzschichten schließen das Metall vom korrodierenden Medium ab. Die Fähigkeit der Bildung solcher Schutzschichten wird als Passivierbarkeit, der erreichte Zustand erhöhter Korrosionsbeständigkeit als Passivität bezeichnet. Die gebildeten Passivschichten bestehen im allgemeinen aus einem Oxid des betreffenden Metalls, sind thermodynamisch stabil und meist extrem dünn und daher unsichtbar. Sie weisen nur einen geringen Porenanteil auf und besitzen daher eine hohe Korrosionsbeständigkeit.

Zur Bildung dieser Passivschichten (Passivierung) bedarf es jedoch eines gewissen Angebotes an Sauerstoff oder, elektrochemisch ausgedrückt, eines bestimmten anodischen Stromes, des sogenannten Passivierungsstromes. Dieser muß durch einen entsprechend starken Reduktionsvorgang an der Kathode, z. B. durch eine Sauerstoffreduktion nach Gleichung (3) (Kapitel III A), aufgebracht werden. Ist die Kathode des galvanischen Elementes, bzw. Lokalelementes nicht imstande, diesen Strom zu liefern, so bleibt der Werkstoff „aktiv", d. h. er korrodiert bei einem unedlen Potential. Tritt aber durch eine genügend starke kathodische Reaktion, bzw. ein entsprechend hohes Sauerstoffangebot eine Passivierung ein, so erfolgt gleichzeitig eine erhebliche Veredelung des Potentials bis auf Werte, die im

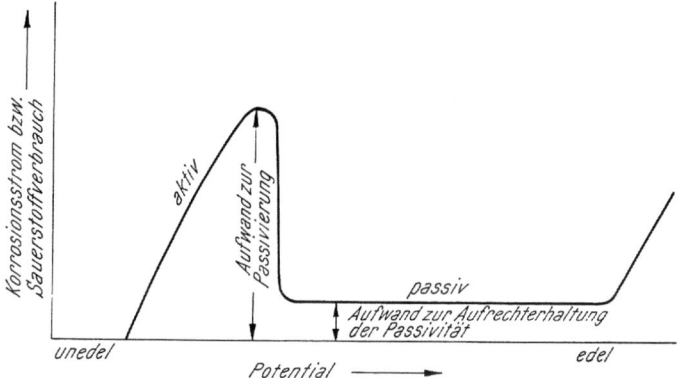

Abb. 76. Elektrochemisches Verhalten passivierbarer Legierungen (schematisch)

Bereich der Edelmetalle liegen. Zum Unterschied von diesen benötigt das passive Metall jedoch eine geringe Sauerstoffmenge, bzw. einen niedrigen anodischen Strom zur Aufrechterhaltung der Passivität.

Die elektrochemischen Grundlagen dieses Vorganges sind schematisch vereinfacht in Abb. 76 wiedergegeben.

Der wesentliche Nachteil der passivierbaren Legierungen gegenüber den Edelmetallen ist die Unsicherheit, ob das notwendige Angebot an Sauerstoff, bzw. die notwendige Passivierungsstromstärke in oder vor dem praktischen Einsatz aufgebracht werden kann. Im Einsatz selbst genügt dann, solange keine mechanische Beschädigung der Oberfläche erfolgt, das zur Aufrechterhaltung der Passivschicht notwendige Angebot an Sauerstoff, bzw. anodischem Strom durch einen kathodischen Vorgang.

Unter den passivierbaren Legierungen besitzen daher jene die günstigeren Korrosionseigenschaften, welche für den Passivierungsvorgang und das Aufrechterhalten der Passivität weniger Sauerstoff, bzw. Strom verbrauchen. Dies sind interessanterweise die unedleren Metalle, welche die stabileren und meist dünneren Oxidschichten mit einem geringeren Bedarf an Sauerstoff aufbauen, wie z. B. Chrom oder Titan.

Von großer technischer Bedeutung ist der Umstand, daß die Passi-
vierungsfähigkeit vieler Metalle auch nach weitgehender Verdünnung durch
andere Legierungselemente erhalten bleibt. Das gilt besonders für Chrom,
welches seine Passivierungsneigung den verschiedensten Legierungen der
Eisenmetalle mitzuteilen imstande ist. Der Legierungstechnik bleibt damit
ein weiterer Spielraum, der zur Erzielung optimaler mechanischer Eigen-

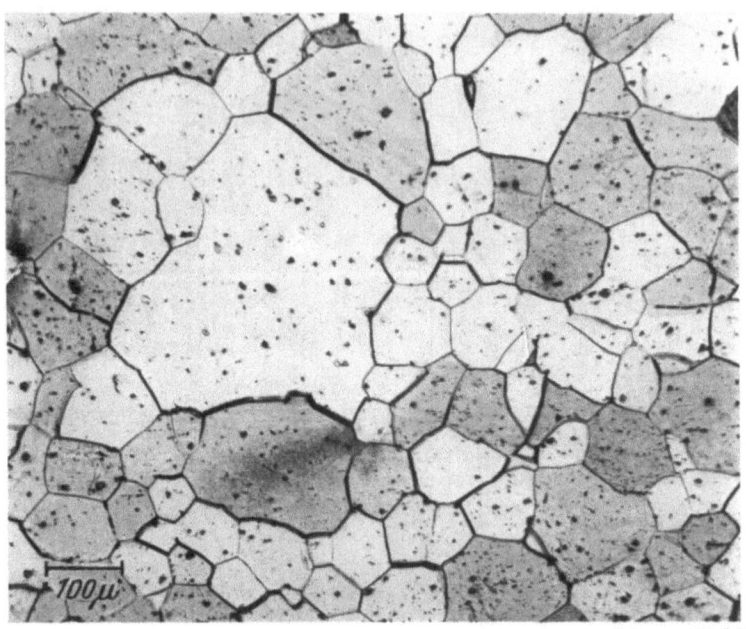

Abb. 77. Ferritischer Gefügeaufbau eines Chromstahles mit niedrigem Kohlenstoffgehalt

schaften ohne wesentliche Einbuße an Korrosionsbeständigkeit ausge-
nützt werden kann.

1. Chemisch beständige Stähle

Die wichtigste Gruppe der passivierbaren Legierungen sind die chemisch
beständigen Chrom- und Chrom-Nickel-Stähle, aus denen heute die überwiegende Zahl der chirurgischen Werkzeuge und osteosynthetischen Implantate hergestellt wird. Diese Legierungen enthalten durchwegs 18% des
für ihre Passivierbarkeit ausschlaggebenden Legierungselementes Chrom.
Ferritische Chrom-Stähle finden heute wegen ihrer ungenügenden
Korrosionsbeständigkeit und geringen Festigkeitseigenschaften weder für
Implantate noch für chirurgische Werkzeuge, wohl aber für verschiedene
medizinische Geräte Verwendung. Martensitische Chrom-Stähle werden in

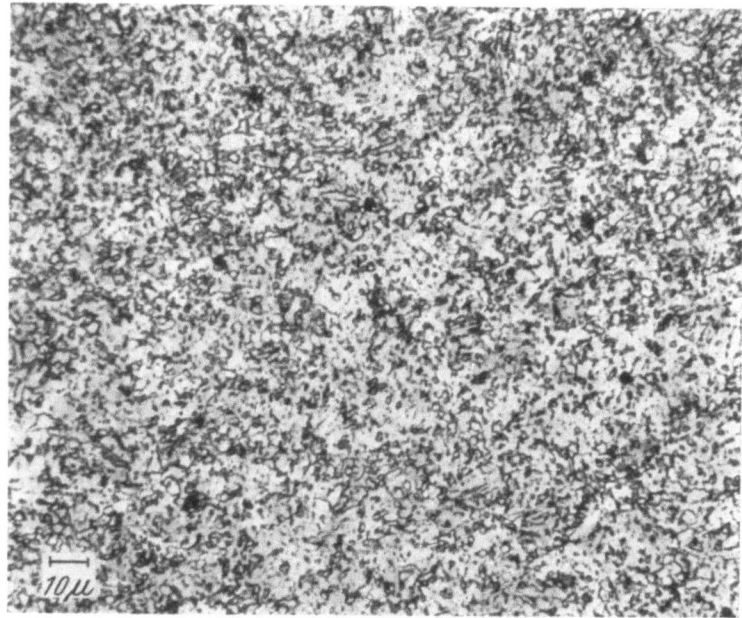

Abb. 78. Gefügeaufbau eines weichgeglühten Chromstahles
(Ferrit mit kugeligen Karbiden)

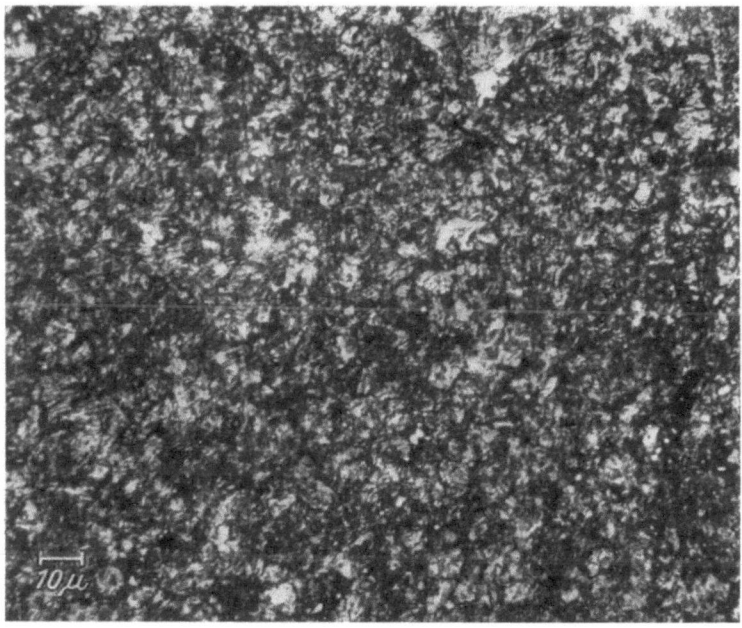

Abb. 79. Gefügeaufbau eines gehärteten Chromstahles (Martensit)
derselben Zusammensetzung wie Abb. 78

großem Umfange zur Herstellung chirurgischer Werkzeuge herangezogen. Diese Stähle erreichen die für eine Schneidhaltigkeit notwendige Härte nur im martensitischen Zustand, der auch die höchste Korrosionsbeständigkeit dieser Stahlgruppe gewährleistet.

Die wichtigsten der für medizinische Zwecke verarbeiteten ferritischen und martensitischen Chrom-Stähle sind in einer deutschen Norm enthalten, welche in Tabelle 4 auszugsweise wiedergegeben ist. Diese Stahlgruppen

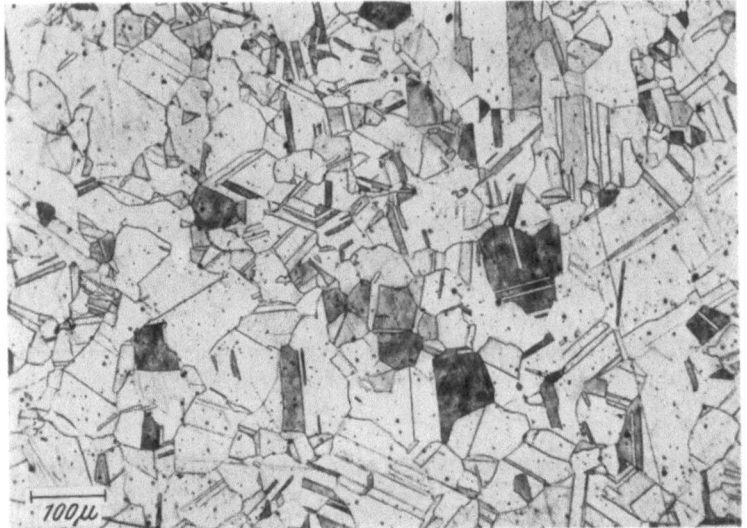

Abb. 80. Austenitisches Gefüge eines Chrom-Nickel-Molybdän-Stahles

unterscheiden sich von den für Implantate verwendeten Chrom-Nickel-Stählen durch ihren Gefügeaufbau und Magnetismus (Abb. 77—80).

Die austenitischen Cr-Ni-Stähle (Tabelle 5) zeichnen sich nicht nur durch eine höhere Korrosionsbeständigkeit, sondern auch durch eine höhere Zähigkeit gegenüber den Cr-Stählen aus. Nickel wirkt hier sowohl auf die Beständigkeit im aktiven Zustand als auch auf die Passivierungsneigung günstig ein. Darüber hinaus bewirkt es ab etwa 8% eine Stabilisierung des austenitischen Gefüges. Die Cr-Ni-Stähle sind demnach antimagnetisch. Diese Eigenschaft hat mit der Korrosionsbeständigkeit an sich nichts zu tun, wird aber wegen der einfachen Unterscheidungsmöglichkeit gegenüber den Chromstählen vielfach als Kriterium dafür angesehen.

Nach verschiedenen Schadensfällen von Cr-Ni-Stählen mit höheren Kohlenstoffgehalten werden heute für Implantate nur noch Stähle mit extrem niedrigem Kohlenstoffgehalt oder stabilisierte, d. h. mit stärkeren Karbidbildnern legierte Cr-Ni-Stähle verwendet. Man hat auch erkannt, daß die normalen Cr-Ni-Stähle in Gewebeflüssigkeiten zu Lochkorrosion neigen. Diese örtliche Korrosion kann durch Zulegieren von Mo hintangehalten werden. Für Implantate, die zum längeren oder dauernden Verbleib im menschlichen Körper bestimmt sind, schreiben deutsche und amerikanische Normen daher niedrig gekohlte Cr-Ni-Mo-Stähle mit Mo-Gehalten von mehr als 2 % vor.

Diese Stähle gewährleisten eine Sicherheit gegen interkristalline Korrosion und eine weitgehende Beständigkeit gegen Lochkorrosion. Die beobachteten Ausfälle (Kapitel VI) dieser Stähle beschränken sich fast ausschließ-

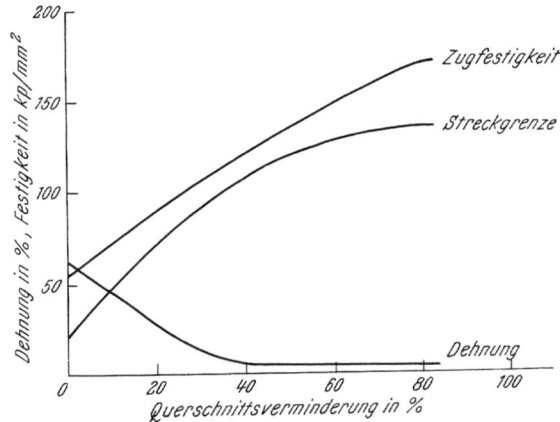

Abb. 81. Veränderung der mechanischen Eigenschaften austenitischer Chrom-Nickel-Stähle durch Kaltverformung

lich auf Korrosionsdauerbrüche, Verbiegungen und die allen Legierungen gemeinsame Reibkorrosion.

Alle hier besprochenen Cr- und Cr-Ni-Stähle werden auf dem Wege einer Warmformgebung, also durch Schmieden und Walzen hergestellt. Die angeführten mechanischen Eigenschaften werden nach einer auf den Legierungsaufbau abgestimmten Wärmebehandlung erreicht.

Die Festigkeit der austenitischen Cr-Ni- und Cr-Ni-Mo-Stähle läßt sich aber durch eine nachträgliche Kaltverformung, z. B. durch Ziehen erheblich steigern, wobei die Zähigkeit eine entsprechende Einbuße erleidet. Abb. 81 veranschaulicht die Abhängigkeit der mechanischen Eigenschaften eines Cr-Ni-Stahles mit steigendem Kaltverformungsgrad. Bei Berücksichtigung der für Implantate als notwendig angesehenen Dehnung wäre nach dieser Darstellung beinahe eine Verdoppelung der Festigkeit zu vertreten. Dabei ist aber zu bedenken, daß durch eine Kaltverformung die Dauerwechselfestigkeit und damit die Korrosionsdauerwechselfestigkeit nur bei kleinen

Lastwechselzahlen verbessert wird und darüber auf die Werte des abgeschreckten Werkstoffes abfällt.

Durch die Kaltverformung wird dem Gefüge ein Gleitvorgang aufge-
zwungen, der durch eine charakteristische Verzerrung im Schliffbild leicht
erkennbar ist (Abb. 82). Das auf diese Weise aktivierte Gefüge weist daher

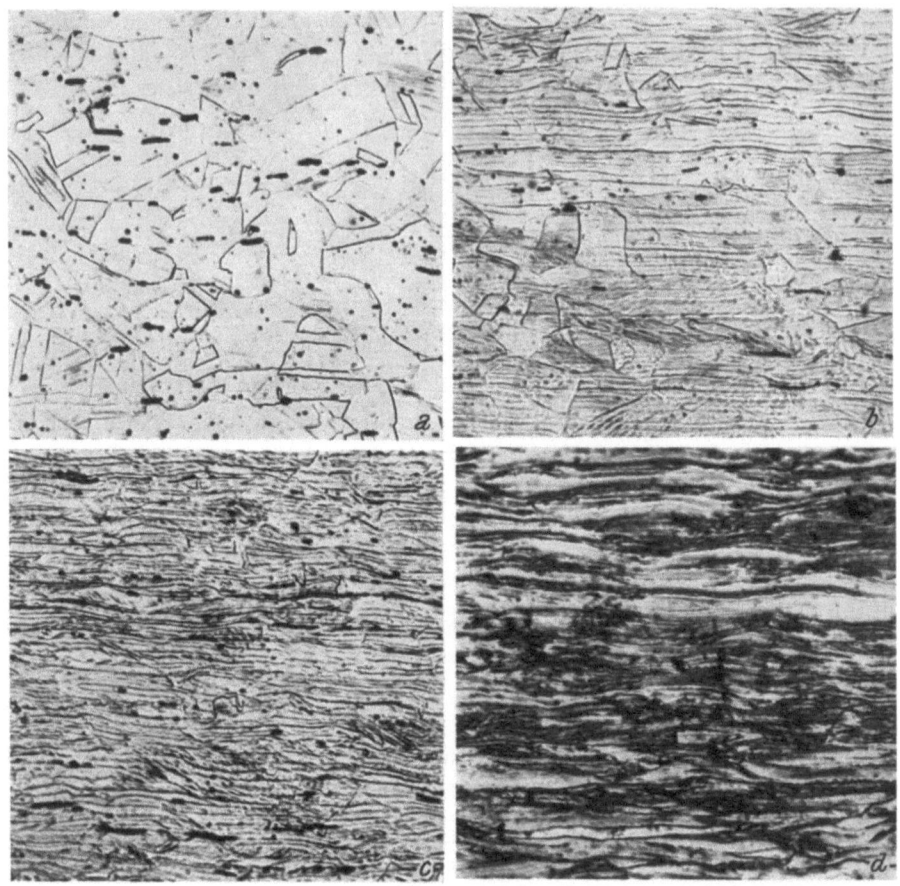

Abb. 82. a), b), c), d) Verzerrung des Gefügeaufbaues durch steigende Kaltverformung

nicht mehr dieselbe Korrosionsbeständigkeit auf wie nach einer optimalen Wärmebehandlung (Abb. 83).

Bei Implantaten äußert sich diese Aktivierung vor allem in einer steigenden Anfälligkeit gegenüber örtlicher Korrosion (vgl. Kapitel III,
Abb. 26, 27, 32). Die Verwendung kaltverformter austenitischer Cr-Ni-
Stähle wird daher vielfach abgelehnt [121], ihre höhere Festigkeit wird
aber zum Teil als notwendig erachtet (Abb. 84).

Die Frage nach den optimalen Festigkeitseigenschaften der austenitischen Cr-Ni-Stähle ist demnach sehr schwierig zu beantworten. Dazu kommt

die schon einmal gestellte Frage, ob eine Verbiegung eines weicheren Werkstoffes dem Dauerbruch eines härteren nicht vorzuziehen ist.

Es ist daher nicht verwunderlich, daß die Gefahr von Verbiegung, Korrosionsdauerbruch und örtlicher Korrosion von den einzelnen Herstellern

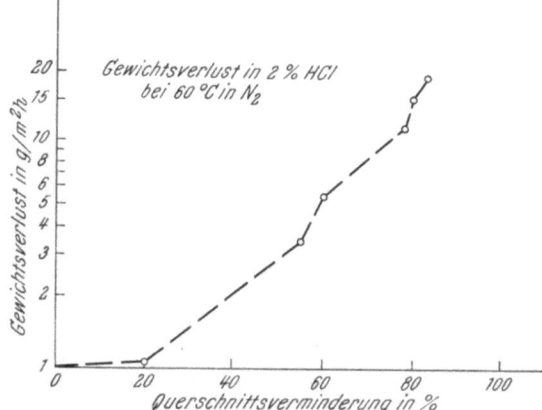

Abb. 83. Abfall der Korrosionsbeständigkeit durch steigende Kaltverformung

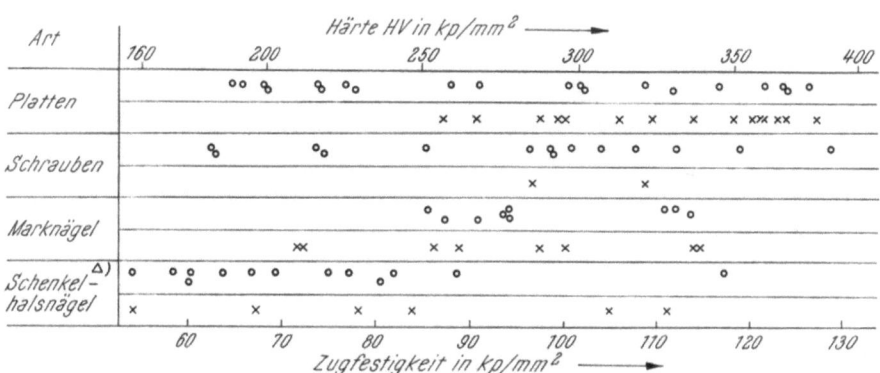

Abb. 84. Festigkeitseigenschaften der im Handel befindlichen Implantate. △) einschließlich Lamellen- und Laschennägel. ○ Auswertung der eigenen Untersuchungen. × Nach Werten von J. Schuster [121]

gänzlich verschieden eingeschätzt wird. Die Folge dieser Unsicherheit in der Beurteilung wesentlicher Schadensursachen ist, daß heute mehrere Arten von Implantaten mit einer Festigkeitsspanne bis zu 100% geliefert werden (Abb. 84). Der Wunsch nach Stählen, die auf dieser bewährten Grundzusammensetzung aufbauen, die Nachteile der Kaltverformung aber nicht besitzen, ist daher sehr berechtigt (siehe Kapitel VII C).

2. Co-Cr-Mo-Legierungen

Die Co-Cr-Mo-Legierungen wurden schon vor dem 2. Weltkrieg zu Implantaten verarbeitet und haben sich neben den Cr-Ni-Mo-Stählen einen festen Platz unter den für Implantate verwendeten Werkstoffen erobert. Die bekannteste dieser Legierungen ist das Vitallium, eine Co-Basis-Legierung mit etwa 30% Cr und einem Mo-Gehalt von etwa 5%. Die anderen Legierungen dieser Gruppe sind ähnlich zusammengesetzt und enthalten neben 20—30% Chrom vielfach auch Nickel (Tabelle 6).

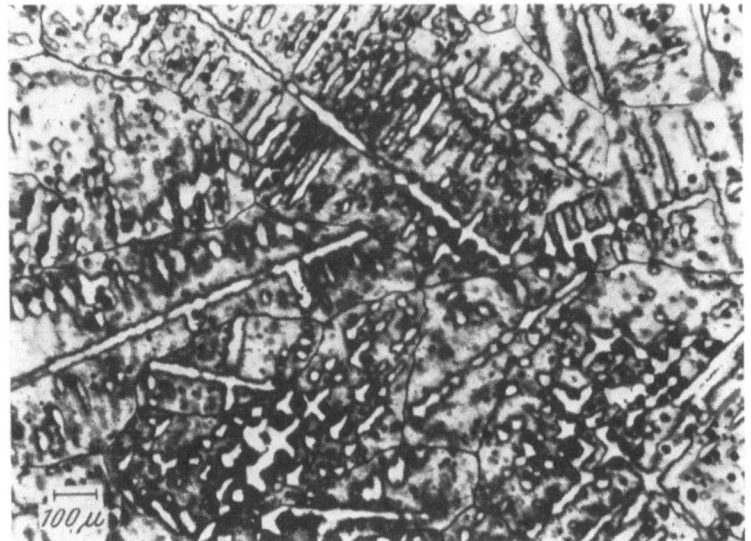

Abb. 85. Gefügeaufbau von Vitallium im Gußzustand

Zum Unterschied von den Cr-Ni-Stählen werden diese Legierungen meist als Gußlegierungen erzeugt, zum Teil aber auch warm verformt. Der Gußzustand ist im Gefügeaufbau leicht an der dendritischen Struktur zu erkennen (Abb. 85), während das warmverformte Gefüge dieser Legierungsgruppe praktisch dasselbe ist, wie das der Cr-Ni-Stähle (Abb. 80).

Die mechanischen Eigenschaften der Co-Cr-Mo-Legierungen zeichnen sich gegenüber den austenitischen Cr-Ni-Stählen durch wesentlich höhere Streckgrenzen aus, die Dehnungswerte dieser Legierungen liegen jedoch zum Teil erheblich unter denen der Cr-Ni-Stähle. Besonders bemerkenswert ist der Umstand, daß die Dehnungswerte der Co-Cr-Mo-Legierungen im Schrifttum sehr unterschiedlich angegeben werden, wobei die für die Herstellung von Implantaten notwendige Zähigkeit besonders bei den Gußlegierungen oft nicht erreicht wird. Kennzeichnenderweise enthält die deutsche Stahl-Einsatz-Liste für Implantate [136] überhaupt keine Dehnungswerte dieser Legierung.

Der Grund dieser Diskrepanz der mechanischen Werte, die eine Verwendbarkeit der Co-Legierungen für Implantate in Frage stellen könnte, ist mit hoher Wahrscheinlichkeit in einer mehr oder weniger guten Beherrschung der Schmelz- und Gießtechnik zu suchen. So ist bekannt [2, 97], daß die Dehnungswerte des Vitalliums in hohem Maße von der Karbidverteilung abhängen, welche durch die Erschmelzungsart, die Art der Desoxidation und die Gießbedingungen beeinflußt wird. Chirurgische Implantate werden aber heute von einer ganzen Reihe von Herstellern geliefert, welche die Technologie dieses Werkstoffes anscheinend noch nicht beherrschen, so daß man nicht nur im Schrifttum, sondern auch im Handel immer wieder spröde und damit für Implantate ungeeignete Co-Cr-Mo-Legierungen antreffen kann. Die Herstellung von Implantaten aus warmverformten Co-Legierungen würde diese Unsicherheit weitgehend einschränken, dieser Herstellungsgang wird jedoch selten angewendet [118]. Der Grund dafür ist wahrscheinlich in der schwierigen mechanischen Bearbeitbarkeit dieser hochfesten Legierung zu suchen, welche sich natürlich auch auf den Preis auswirkt.

Die Korrosionseigenschaften der Co-Cr-Mo-Legierungen sind durch die verhältnismäßig hohen Cr- und Mo-Gehalte bestimmt, welche eine ausgezeichnete Stabilität des passiven Zustandes gewährleisten. Diese stabile Passivität äußert sich vor allem in einer weitgehenden Resistenz gegenüber allen Arten der örtlichen Korrosion. Aber auch im aktiven Zustand sind die Co-Legierungen den chemisch beständigen Stählen überlegen, weil ihr Basismetall edler als das Eisen ist. Die höhere Korrosionsbeständigkeit von Implantaten aus Co-Cr-Mo-Legierungen gegenüber Cr-Ni-Mo-Stählen wird auch im Schrifttum mehrfach bestätigt [34, 113, 76].

Demnach sind die Co-Mo-Cr-Legierungen in ihrer Korrosionsbeständigkeit den chemisch beständigen Stählen überlegen, ihre optimalen Zähigkeitseigenschaften sind aber nur dann gewährleistet, wenn der Hersteller die Technologie dieses Werkstoffes vollkommen beherrscht.

C. Neue Werkstoffe für Implantate

Am Beginn einer Betrachtung neuer Werkstoffe für Implantate sollte einmal festgestellt werden, daß es eine *eigene Werkstoffentwicklung* mit dem Ziele der Verbesserung der Eigenschaften von Implantaten mit wenigen Ausnahmen *nie gegeben hat* und *auch heute nicht gibt, weil* der Werkstoffverbrauch für diesen Bereich *wirtschaftlich kaum ins Gewicht fällt*. Implantate werden demnach aus Materialien hergestellt, die für ganz andere Anwendungsbereiche entwickelt wurden, weshalb man bei Werkstoffen für Implantate richtiger von einer *Werkstoffauswahl*, als von einer Werkstoffentwicklung sprechen sollte.

Die Ziele der Entwicklung neuer technischer Werkstoffe decken sich aber oft mit den Forderungen, welche vom Standpunkt der Verbesserung von Implantaten gestellt werden. Es sind dies im wesentlichen die Wünsche nach hoher Festigkeit und höherer Korrosionsbeständigkeit. Aus beiden ergibt sich allgemein auch eine Verbesserung der Empfindlichkeit gegen Korrosionsdauerbruch.

Werkstoffe mit hoher Festigkeit sind vorwiegend unter den Legierungen zu suchen. Reinmetalle und Kunststoffe erreichen höhere Festigkeiten nur in wenigen Ausnahmen. Aufbauend auf die für Implantate schon bewährten Werkstoffe sind es drei Gruppen von Legierungen, von denen man bei ausreichenden Korrosionseigenschaften höhere Festigkeiten erwarten darf:

Die Cr-Ni-Mo-Stähle,
die Kobalt-Chrom-Molybdän-Legierungen
und die Titanlegierungen.

Außerdem wurden auch auf der Basis weniger bekannter korrosionsbeständiger Metalle Legierungen mit höheren Festigkeiten in Betracht gezogen.

1. Cr-Ni-Mo-Stähle mit höherer Festigkeit und Korrosionsbeständigkeit

Die Festigkeit der Cr-Ni-Mo-Stähle kann in einfacher Weise durch Kaltverformung erhöht werden, wovon schon seit Jahren auch bei Implantaten Gebrauch gemacht wird. Auf die Problematik dieser Maßnahme, bei der der Korrosionswiderstand verschlechtert und die Korrosionswechselfestigkeit nur bei geringen Lastwechseln verbessert werden kann, wurde schon bei der Besprechung dieser Stahlgruppe in Kapitel VII B 1 eingegangen. Eine Steigerung der Festigkeit dieser Stahlgruppe durch Erhöhung des C-Gehaltes wird bei anderen Einsatzgebieten angewendet, führte aber bei Implantation zu verheerenden Schädigungen infolge interkristalliner Korrosion (siehe Kapitel III C 4). Durch *Zulegieren von Stickstoff* wird ebenfalls eine *Steigerung der Festigkeit ohne Beeinträchtigung der Zähigkeit* erreicht (Abb. 86). Die Korrosionseigenschaften der Cr-Ni-Stähle werden durch Zulegieren von Stickstoff nach bisherigen Untersuchungen nicht verschlechtert [132]. Stähle mit etwa 0,2% N haben bereits Eingang in den Apparatebau der chemischen Industrie gefunden und sich dort bewährt (Tabelle 7). Die Möglichkeiten der Erhöhung der Streckgrenze um einige kp/mm² sind aber damit nicht erschöpft. Höhere Stickstoffgehalte können bei konventioneller Erschmelzung an Atmosphäre nur durch gleichzeitige Erhöhung des Chromgehaltes hergestellt werden, wobei man heute bei Cr-Gehalten über 20% etwa 0,3% Stickstoff in Lösung halten kann und damit Streckgrenzen von über 40 kp/mm² erreicht. Solche Stähle wurden zwar für einen weniger friedlichen Verwendungszweck entwickelt, lassen nach ihrer chemischen Zusammensetzung aber auch für Implantate ein besseres Korrosionsverhalten erwarten, als es die heute üblichen 18—10—2 Cr-Ni-Mo-Stähle besitzen.

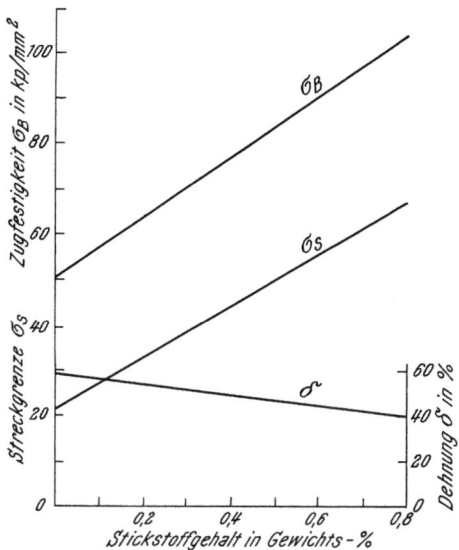

Abb. 86. Wirkung des Stickstoffes auf die Festigkeitseigenschaften von austenitischen Chrom-Nickel-Stählen nach [87]

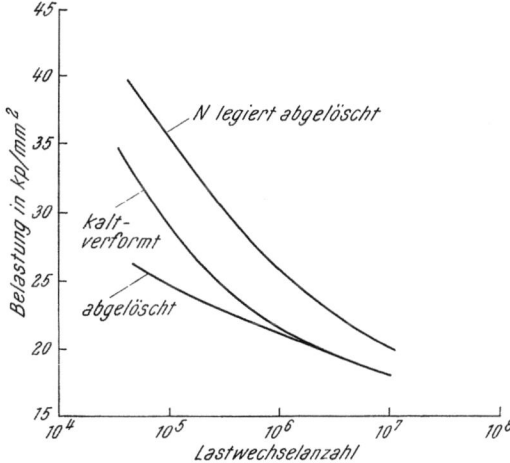

Abb. 87. Korrosionsdauerwechselfestigkeit abgelöschter kaltverformter und mit Stickstoff legierter Chrom-Nickel-Molybdän-Stähle

Stähle mit wesentlich höheren N-Gehalten lassen sich nur in kleineren Mengen unter Druck erschmelzen. Sie weisen bei gleicher Legierungszusammensetzung gegenüber den normalen Cr-Ni-Mo-Stählen außerordentlich interessante Festigkeitseigenschaften auf. Tabelle 7 zeigt, daß die mechani-

schen Eigenschaften der heute vorwiegend eingesetzten Cr-Ni-Mo-Stähle bei
Beibehaltung der normalen Erschmelzung etwa verdoppelt, durch Sonder-
schmelzverfahren aber verdreifacht werden können.

Die Überlegenheit dieser Legierung gegenüber kaltverformten Cr-Ni-Mo-
Stählen gleicher Festigkeit besteht nicht nur in ihren höheren Dehnungswerten, sondern auch in ihrem besseren Verhalten gegenüber einer Dauer-
wechselbeanspruchung (Abb. 87). Eine Verbesserung der Beständigkeit
gegen örtliche Korrosion in Körpersäften ist innerhalb dieser Stahlgruppen
vor allem durch eine Steigerung des Mo-Gehaltes zu erreichen. Stähle mit
etwa 5% Mo werden heute auch schon mit N legiert, wobei Streckgrenzen
über 30 kp/mm² erreicht werden (siehe Tabelle 7).

Eine systematische Untersuchung dieser Stähle unter den für Implantate
repräsentativen Korrosionsbeanspruchungen steht aber noch aus und sollte
aus Gründen der Sicherheit einem praktischen Einsatz in jedem Falle
vorausgehen.

2. Cr-Co-Mo-Legierungen

Die Co-Cr-Mo-Legierungen, welche in Amerika in größerem Umfange als
in Europa verwendet werden, konnten in den letzten Jahren ebenfalls wesentlich verbessert werden. Das betrifft vor allem ihre Zähigkeitseigenschaften,
welche bei den Gußlegierungen bisher zum Teil sehr zu wünschen übrig
ließen. Für Implantate besonders interessant sind die verformbaren Typen,
wie z. B. Vitallium HS 25 (Tabelle 6), das bei einer Streckgrenze von über
45 kp/mm² noch Dehnungswerte von über 30% aufweist und nach Angaben
des Schrifttums bessere Korrosionseigenschaften als die Cr-Ni-Mo-Stähle
zeigt [74]. Noch höhere Festigkeiten bei ungewöhnlich hohen Dehnungswerten weist gewalztes und entsprechend wärmebehandeltes Wiptam auf.

Wieweit durch die Erhöhung der Zähigkeit auch die Dauerwechselfestigkeit unter gleichzeitiger Korrosionsbeanspruchung verbessert wurde,
läßt sich aus den greifbaren Unterlagen allerdings nicht beurteilen, so daß
auch bei diesen Legierungen noch eine Reihe von Untersuchungen notwendig
wäre.

3. Titanlegierungen

Titan wurde als Werkstoff für Implantate mehrfach in Betracht gezogen, sein praktischer Einsatz dürfte jedoch bisher keine Bedeutung
haben [118, 93, 74, 121]. Im Vergleich dazu eroberte sich dieses außerordentlich korrosionsbeständige Metall einen festen Platz im Apparatebau für die
chemische Industrie, wo es zum Teil auch Cr-Ni-Mo-Stähle mit bestem Erfolg
ersetzen konnte. Reines Titan besitzt allerdings keine mechanischen Eigenschaften, die es für Implantate besonders interessant erscheinen ließe.
Schon geringe Gehalte von Sauerstoff und Stickstoff können aber die Festigkeit des reinen Titans erheblich hinaufsetzen (Abb. 88) und bei höheren

Gehalten bis zur Versprödung führen. Weiters werden hochfeste Titanlegierungen durch Zulegieren von Aluminium, Vanadium und Molybdän
heute in steigendem Maße für die Flugzeug- und Raketenindustrie hergestellt, wo die Korrosionsbeständigkeit nur eine untergeordnete Rolle spielt.
Das für Flugkörper ausschlaggebende geringe spezifische Gewicht der Titanlegierungen ist jedoch auch für Implantate von Interesse und würde bei
der gewohnten Dimensionierung gegenüber den derzeit verwendeten Werk-

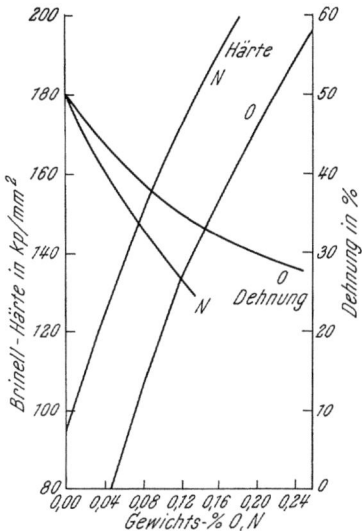

Abb. 88. Einfluß des Sauerstoff- und Stickstoffgehaltes auf die Härte und Dehnung
von Titan nach [146]

stoffen eine Verringerung des Gewichtes der Implantate auf die Hälfte
ermöglichen[5].

Die Beständigkeit des Titans gegenüber den bei Implantaten zu er-
wartenden Arten der Korrosion ist allein nach seiner starken Passivierungsneigung mit Sicherheit besser als die der heute verwendeten Werkstoffe,
was auch vergleichende Versuche bestätigen konnten [76]. Über das Korrosionsverhalten der Titanlegierungen besitzen wir aber keine ausreichenden
Unterlagen. Nach den in dieser Legierung enthaltenen Metallen, insbesondere Aluminium und Vanadium, ist eher mit einer Verschlechterung der
Korrosionseigenschaften zu rechnen, wobei die starke zytotoxische Wirkung
des Vanadiums [93] besonders zu bedenken ist. Damit ist aber noch nicht
gesagt, daß die ungünstigeren Eigenschaften dieser Metalle nicht durch die

---

5 Die wichtigsten heute verwendeten Titanlegierungen sind mit ihren Festigkeitseigenschaften in Tabelle 8 wiedergegeben.

starke Passivierungsneigung des Basismetalls Titan vollkommen unterdrückt werden. Die Legierung des Titans mit dem ebenfalls passivierungsfähigen Molybdän, das auch in austenitischen Cr-Ni-Stählen die Korrosionsbeständigkeit wesentlich erhöht, erscheint vorerst für Implantate am ehesten geeignet. Eine systematische vergleichende Untersuchung der Korrosionseigenschaften dieser Legierungen liegt leider noch nicht vor, obwohl der praktische Einsatz dieser Werkstoffgruppe für Implantate bereits begonnen hat.

4. Seltenere Metalle und Legierungen

Weniger häufig verwendete Metalle und ihre Legierungen kommen grundsätzlich für die Herstellung von Implantaten in gleicher Weise in Betracht wie die im vorigen Abschnitt besprochenen Legierungsgruppen. Eine extrem hohe Korrosionsbeständigkeit besitzt z. B. das Tantal, welches in Form von Draht und feinem Gewebe mit Erfolg in der Chirurgie verwendet wurde. Die mechanischen Eigenschaften des Tantals lassen sich durch die moderne Legierungstechnik ebenfalls wesentlich verbessern (Tabelle 8), besondere Vorteile gegenüber den heute schon in größerem Maßstab hergestellten Titanlegierungen sind jedoch nicht zu erwarten, so daß die Schwierigkeit der Beschaffung und der höhere Preis den Einsatz „seltener Legierungen" nur in Sonderfällen rechtfertigen dürfte.

Dieselben Überlegungen gelten naturgemäß auch für andere Metalle, wie z. B. Zirkon und Molybdän, deren Legierungen in gleicher Weise in Betracht kämen. Aber auch hier wären aufwendige Untersuchungen der für den Einsatz als Implantate geforderten Eigenschaften notwendig, also Versuche, die man mit mindestens ebensolcher Aussicht auf Erfolg vorerst auf leichter lieferbare und billigere Legierungen beschränken sollte.

VIII. Herstellung von Implantaten

Die Eignung eines Implantates für den Einsatz im menschlichen Körper hängt nicht nur von der Zusammensetzung des Werkstoffes, sondern auch in erheblichem Maße von dessen Herstellungsbedingungen, der Konstruktion, der Verarbeitung, der Behandlung der Oberfläche und jeder Kontamination derselben ab.

Ein mit optimalen Eigenschaften erzeugter Werkstoff kann durch die nachfolgende Bearbeitung nur in negativem Sinne beeinflußt werden: seine Zähigkeitseigenschaften werden durch jede Inhomogenität des Gefügeaufbaues, Verformung und Bearbeitung herabgesetzt, wodurch meist auch die Korrosionsbeständigkeit empfindlich in Mitleidenschaft gezogen wird. Die Art der Herstellung und Verarbeitung ist daher für die Qualität des Enderzeugnisses fast ebenso ausschlaggebend wie eine richtige Werkstoffauswahl. Die dabei zu beachtenden Einflüsse und ihre Folgen werden vielfach unterschätzt und sollen daher in den nächsten Kapiteln kurz besprochen werden.

Die Schäden, welche durch unsachgemäße Erzeugung und Verarbeitung am Implantat entstehen können, wurden schon in den Kapiteln III und VI an vielen Einzelfällen aufgezeigt, wobei die Art des Schadens im Vordergrund der Betrachtungen stand. Auf den ursächlichen Zusammenhang zwischen den verschiedenen Herstellungsfehlern und ihren praktischen Folgen soll jedoch hier nochmals nachdrücklich hingewiesen werden, weshalb die einzelnen Fehler mit ihren spezifischen Folgen in Tabelle 9 zusammengestellt und mit entsprechenden Hinweisen auf Text und Abbildungen versehen wurden.

A. Ausgangsmaterial

Metallische Werkstoffe werden fast ausschließlich auf dem Wege einer Erschmelzung aus verschiedenen Vorlegierungen hergestellt. Die Zusammensetzung des Ausgangsmaterials wird daher durch die Treffsicherheit bei der Erschmelzung der Legierung bestimmt und kann innerhalb der genormten oder abgesprochenen Toleranzen mit einer gewissen Sicherheit eingehalten werden. Eine Überprüfung der chemischen Zusammensetzung ist jederzeit durch eine chemische Analyse mit ausreichender Genauigkeit möglich. Diese chemische Analyse beschränkt sich jedoch meist auf die wesentlichen Legierungselemente.

Die Eigenschaften des hergestellten Werkstoffes sind aber nicht nur von seiner Grundzusammensetzung, sondern in gewissem Maße auch von

Abb. 89. Mechanische Politur

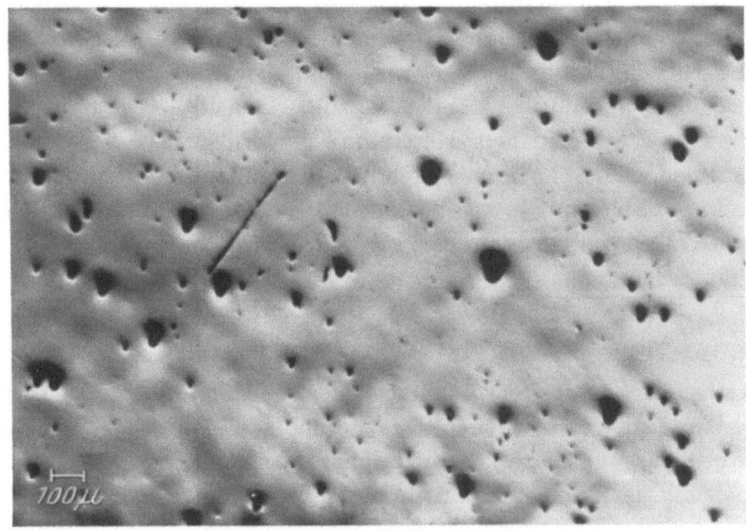

Abb. 90. Elektrolytische Politur

unbeabsichtigten Begleitelementen abhängig. Das betrifft vor allem die nichtmetallischen Einschlüsse, welche in gewissem Grade die mechanischen Eigenschaften, in stärkerem Maße aber die erzielbare Oberflächengüte des

Endproduktes beeinträchtigen können. Eine Herabsetzung der Oberflächengüte tritt dabei sowohl bei der mechanischen Politur (Abb. 89), bei der nichtmetallische Teile ausbrechen und Riefen hinterlassen, als auch bei der elektrolytischen Politur auf, nach der die nichtmetallischen Einschlüsse als kleine Vertiefungen erkennbar bleiben (Abb. 90). In jedem Fall werden durch die Rauhigkeit der Oberfläche Ansatzpunkte für eine örtliche Korrosion geschaffen und damit die Beständigkeit des gesamten Implantates herabgesetzt.

Neben den nichtmetallischen Einschlüssen können vor allem Seigerungen, also örtliche Schwankungen der chemischen Zusammensetzung einer Legierung, ihre Korrosionsbeständigkeit durch Ausbildung von Lokalelementen herabsetzen. Solche Seigerungen entstehen bei der Erstarrung und können vom Hersteller durch richtige Wahl der Erstarrungsbedingungen und eine nachfolgende Wärmebehandlung und Verformung ausgeglichen werden. Die mechanischen Eigenschaften einer Legierung sind selbst durch eine genaue Festlegung ihrer chemischen Zusammensetzung nicht eindeutig bestimmt, da sie in stärkerem Maße von der Struktur, also vom Gefügeaufbau abhängen. Aber auch die Korrosionseigenschaften werden durch den Gefügeaufbau beeinflußt. Das ist besonders dann der Fall, wenn die verschiedenen Gefügebestandteile eine unterschiedliche Zusammensetzung aufweisen, wie es bei Ausscheidung von Karbiden und intermetallischen Phasen der Fall ist. Im Gußzustand weisen die Metalle eine durch die Erstarrung bestimmte grobe dendritische Struktur auf, welche durch den bei der Verformung, also beim Schmieden und Walzen, ausgeübten Druck zerstört und verdichtet wird. Bei der nachfolgenden Wärmebehandlung kristallisiert diese Struktur in den bei der gewählten Temperatur stabilen Gefügezustand um, durch den dann im wesentlichen die mechanischen und Korrosionseigenschaften bestimmt sind. Die Festlegung einer auf die chemische Zusammensetzung und den erstrebten Gefügeaufbau abgestimmten Endwärmebehandlung einer Legierung ist daher von ausschlaggebendem Einfluß auf ihre technologischen Eigenschaften. Beispiele dafür wurden bereits bei den einzelnen Werkstoffen besprochen.

Wird eine Wärmebehandlung bei unverformten Werkstoffen, also im Gußzustand durchgeführt, so erfolgt zwar auch eine Umkristallisation, aber keine Verdichtung, weshalb die Gußstruktur teilweise erhalten bleibt. Homogenität, mechanische und Korrosionseigenschaften der gegossenen Werkstoffe sind daher den verformten Werkstoffen gleicher Zusammensetzung im allgemeinen unterlegen. Gußlegierungen und in beschränktem Maße auch verformte Metalle können Hohlräume (Lunker) enthalten (Abb. 91), welche sowohl die mechanischen als auch die Korrosionseigenschaften in gefährlicher Weise herabsetzen können. Das ist insbesondere dann der Fall, wenn zwischen dem Hohlraum und der Oberfläche eine Verbindung besteht oder durch die nachfolgende Bearbeitung hergestellt

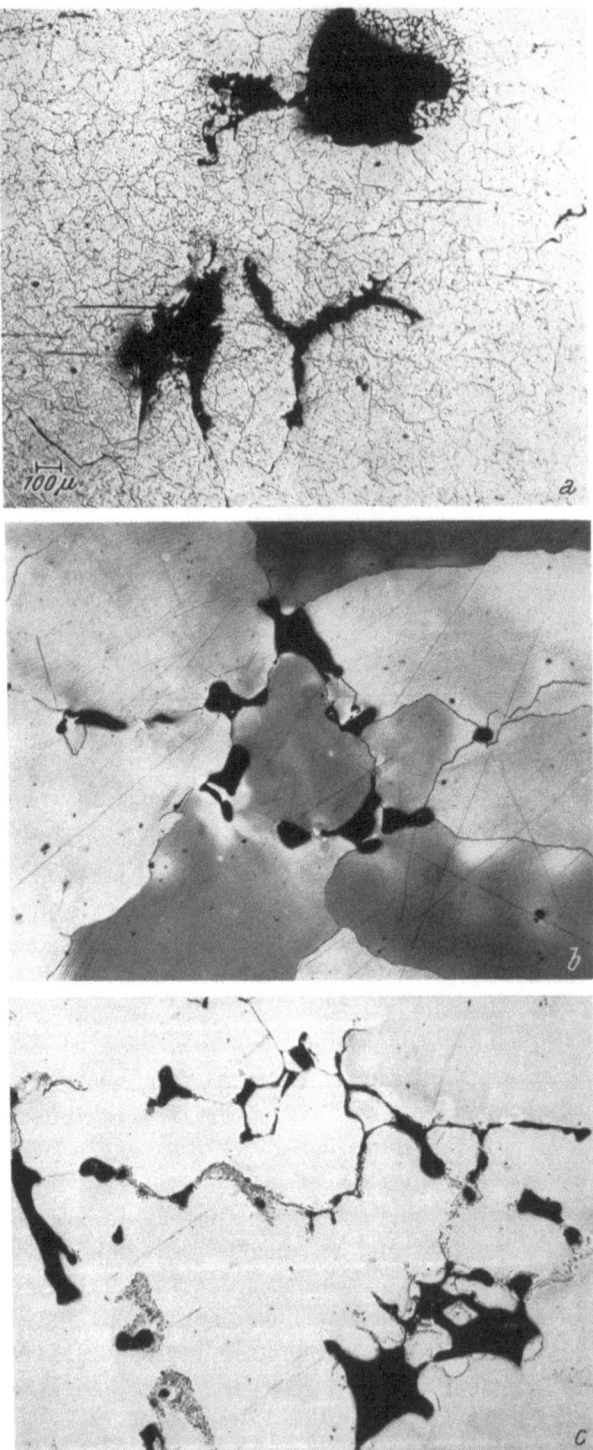

Abb. 91. a), b), c) Lunker in einem gegossenen Implantat

wurde. Solche Stellen wirken dann sowohl als Ansatzpunkt örtlicher Korrosion als auch als Kerben gegenüber einem Korrosionsdauerbruch.

Auch bei Kunststoffen kann eine Kontrolle der chemischen Zusammensetzung nur einen Hinweis auf die Art des Kunststoffes geben, weil dessen Eigenschaften ähnlich wie bei den Metallen auch vom strukturellen Aufbau abhängen.

Das gilt besonders für den Polymerisationsgrad und die Verzweigung der Ketten. Hier sind aber auch minimale Gehalte von Monomeren zu berücksichtigen, welche die mechanischen und Korrosionseigenschaften des Implantates kaum, die Reaktion des Gewebes aber außerordentlich stark beeinflussen können.

B. Verarbeitung

Die Verarbeitung des vom Hersteller der Legierungen gelieferten Halbzeuges auf Implantate wird durchwegs von anderen, auf das Endprodukt mehr oder weniger spezialisierten Firmen durchgeführt. Der Herstellungsgang bis zum Endprodukt kann dabei sehr verschieden sein. Gußstücke werden nur gereinigt und erhalten eine entsprechende Ausführung der Oberfläche. Vormaterial wird durch Biegen, Pressen, Stanzen, spanabhebende Bearbeitung (Bohren, Drehen, Hobeln, Fräsen und Schleifen) in die endgültige Form gebracht. Durch diese meist in der Kälte, bei größeren Dimensionen aber auch im glühenden Zustand durchgeführten Verformungen kann der vom Halbzeuglieferanten hergestellte optimale Gefügeaufbau weitgehende Schädigungen erfahren.

Bearbeitungen in der Wärme können zur Umwandlung des Gefügeaufbaues, solche bei Raumtemperatur zu einer Kaltverformung führen. Beide schädigenden Einflüsse können durch eine nachträgliche, richtig ausgewählte Endwärmebehandlung jedoch wieder aufgehoben werden. Für solche Wärmebehandlungen sind die Verarbeiter aber meist nicht eingerichtet und besitzen auch nicht die notwendigen Erfahrungen. Die verantwortungsbewußten Hersteller sind daher bemüht, jegliche Wärmebehandlung zu vermeiden und alle Arbeitsgänge so durchzuführen, daß keine unnötige Kaltverformung, insbesondere örtlich begrenzter Art auftritt. Örtliche Kaltverformungen lassen sich vor allem durch sachgemäße Auswahl der Bearbeitungsart und der Bearbeitungswerkzeuge vermeiden. Besonders gefährliche Ansatzpunkte für örtliche Korrosion und Korrosionsdauerbrüche stellen Materialverschiebungen oder Überlappungen dar, weil dort eine Spaltbildung mit einem Bereich extrem starker Kaltverformung zusammentritt. Beispiele dafür sind in den Abb. 92, 93, 94 wiedergegeben.

Das erste Bild zeigt eine Überlappung an der Oberfläche einer Platte, die wahrscheinlich auf einen Schmiedefehler zurückzuführen ist. In Abb. 93 erkennt man eine Materialtrennung an der Innenseite eines Sechskantimbus einer Knochenschraube, welche beim Einpressen des Schneidewerkzeuges entstand und nachträglich nicht mehr entfernt wurde.

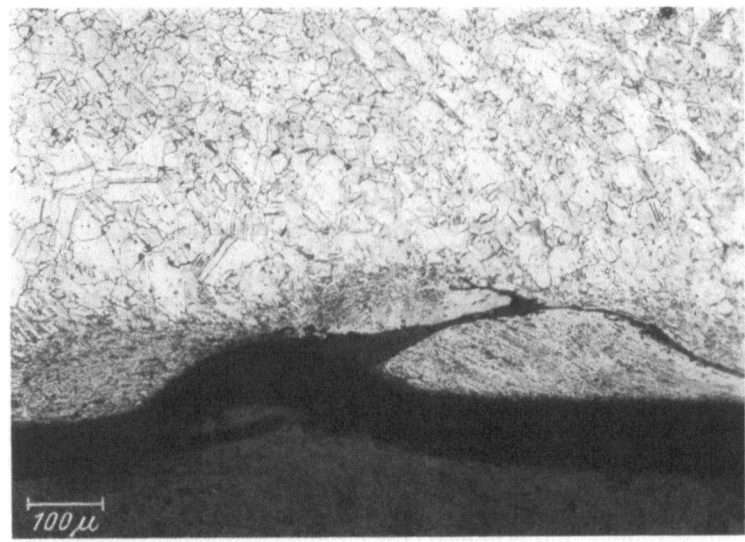

Abb. 92. Örtliche Korrosion einer Überlappung an einer Platte

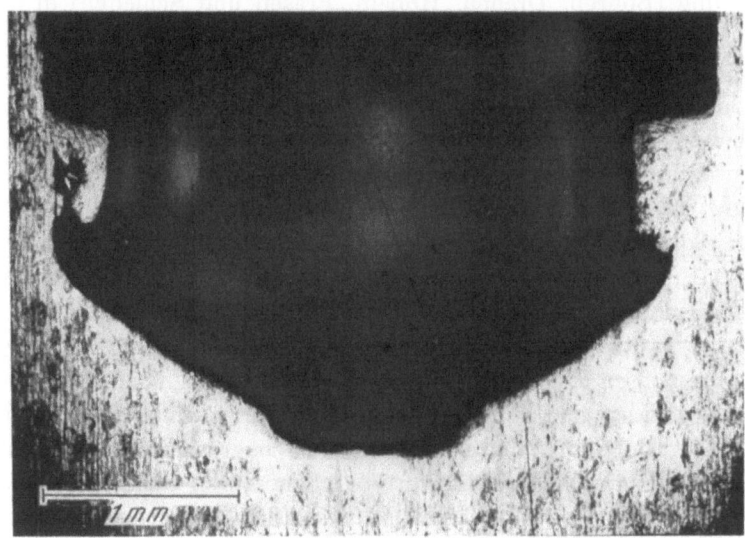

Abb. 93. Überlappung infolge unsachgemäßer Fertigung der Innenfläche eines Sechskantimbus

Eine Überlappung an einem Schenkelhalsnagel, welche zum Bruch dieses Nagels führte, ist in Abb. 94 wiedergegeben. Diese Schädigung hat ihre Ursache wahrscheinlich in einem Lunker, dessen innerer Teil noch zu erkennen ist. Durch das Fräsen entstand dann die stark kaltverformte überlappte Zone, deren Kerbwirkung im Verein mit der durch den Lunker bedingten Materialschwächung zum Bruch geführt hat.

Nachdem der Rohling auf seine endgültige Form verarbeitet wurde, muß er eine möglichst glatte Oberfläche erhalten, weil jede Rauhigkeit zu örtlicher Korrosion und einem Korrosionsdauerbruch führen kann. Soweit die spanabhebende Bearbeitung nicht mit entsprechend feinen Werkzeugen durchgeführt wurde, müssen die groben Unebenheiten durch Schleifen entfernt werden. Die Politur wird dann auf mechanischem oder elektro-

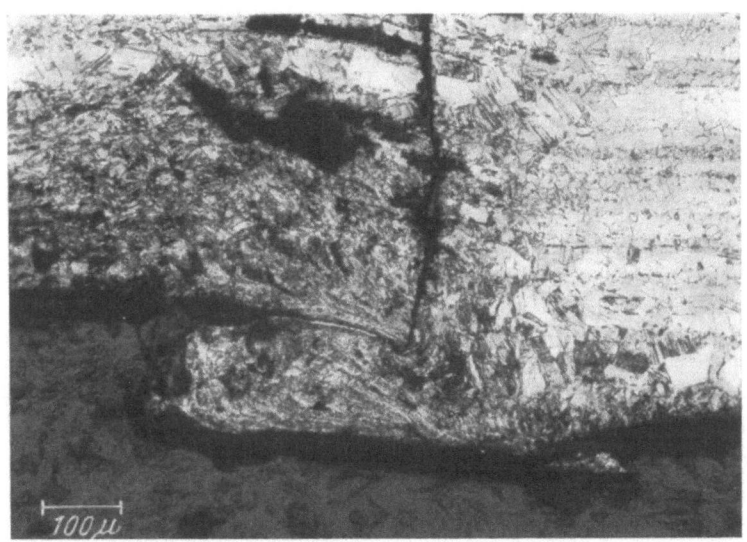

Abb. 94. Bruch und örtliche Korrosion eines Schenkelhalsnagels infolge Überlappung

lytischem Wege aufgebracht. In jedem Fall müssen nach diesem Arbeitsgang alle Reste des Poliermittels und der vorangegangenen Verarbeitungsverfahren, ganz besonders aber Spuren fremder Metalle, entfernt werden. Eine nachträgliche Passivierungsbehandlung hat nur bei mechanisch polierten Implantaten einen Sinn, da der Vorgang des Elektropolierens eine analoge Wirkung ausübt. Nicht minder wichtig ist die Einhaltung peinlicher Sauberkeit bis zur Verpackung, für die heute wegen der Gefahr einer nachträglichen Korrosion durch Verunreinigungen fast ausschließlich dicht verschweißte Folien Verwendung finden.

C. Behandlung von Implantaten in den Krankenhäusern

1. Bestandaufnahme und Lagerung des Osteosynthesematerials

Durch die in den vorigen Kapiteln aufgezeigten Mängel gelangen Implantate unterschiedlicher Form und Qualität in die Spitäler. Es gibt Firmen, die Osteosynthesematerial als Handelsware führen und nicht imstande sind, über die chemische Zusammensetzung ihrer „Artikel" Auskunft zu geben. Diese Tatsache bringt es mit sich, daß in den durch die vielen Dimensionen zwangläufig sehr umfangreichen Lagerbeständen der Krankenhäuser Osteosynthesematerial liegt, das, abgesehen von gänzlich ungeeigneten Teilen, für einen kombinierten Einsatz nicht in Betracht kommt. Trotzdem wird sich in der Praxis wegen der Vielgestaltigkeit der Implantate eine Einschaltung mehrerer Hersteller und Lieferanten kaum vermeiden lassen.

Der Chirurg muß daher nicht nur für den Einsatz von einwandfreien Implantaten Sorge tragen, sondern auch dafür, daß bei „mehrteiligen Osteosynthesen" durch unterschiedliche Werkstoffe keine nachteilige gegenseitige Beeinflussung der einzelnen Implantate eintritt. Es ist daher erforderlich, daß der leitende Chirurg seine Mitarbeiter dementsprechend informiert und für eine „Identifizierung" des Osteosynthesematerials und eine „entsprechende" Lagerung desselben sorgt.

2. Behandlung der Implantate vor der Operation

Die heute in Gebrauch stehenden Implantate sind fast durchwegs elektrolytisch poliert und auf diese Weise oberflächenpassiviert. Außer den üblichen sterilen Kautelen bedürfen sie daher keiner besonderen Vorbehandlung.

Nicht elektrolytisch poliertes Osteosynthesematerial sollte vor seiner Verwendung eine Stunde in 20prozentiger Salpetersäure bei Raumtemperatur nachpassiviert werden. Nach dieser Behandlung sind die Implantate gründlich zu waschen. Die Sterilisation soll erst nach diesem Vorgang erfolgen.

3. Behandlung der Implantate bei der Operation

Das Instrumentarium, das bei der Durchführung einer Osteosynthese verwendet wird, ist in der Regel härter als das jeweilige Implantat, wodurch die Implantate einer mehr oder weniger tiefgreifenden Beschädigung ihrer Oberfläche ausgesetzt sind. Die Folgen sind eine örtliche Beschädigung der Passivschicht, Kaltverformung und Materialübertragung. Alle diese Beschädigungen können als Ausgangspunkt einer örtlichen Korrosion wirksam werden. Einer möglichst vorsichtigen Handhabung der Werkzeuge bei der Operation kommt daher die größte Bedeutung zu. Das gilt besonders für die Behandlung der Schraube und deren symmetrischen Sitz. Unter Anführungszeichen könnte man die von Sir REGINALD WATSON-JONES beim Operieren postulierte „no touch technique" auch für das Zusammenspiel

Implantat—Instrumentarium empfehlen, wobei natürlich nicht eine berührungslose, sondern eine möglichst schonende Behandlung der Implantate durch das Instrumentarium zu verstehen wäre.

4. Explantation

Implantate, die im menschlichen Organismus eingesetzt waren, sollten in jedem Fall auf Mängel untersucht, und im Falle solche vom Chirurgen festgestellt werden, einer Versuchsanstalt zur Ermittlung der Schadensursache übergeben werden.

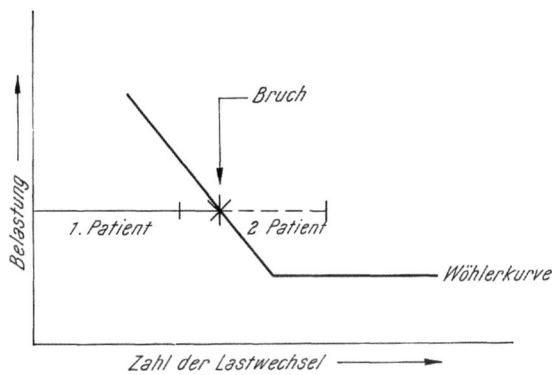

Abb. 95. Zustandekommen „unerwarteter" Korrosionsdauerbrüche infolge mehrfacher Verwendung von Implantaten (vgl. Abb. 45 und 5)

Implantate, die keinerlei Schäden aufweisen, dürfen trotzdem in keinem Falle einer nochmaligen Implantation zugeführt werden, da sie infolge der Biegewechselbeanspruchung im Körper latente Schäden aufweisen, welche mit den üblichen Untersuchungsverfahren nicht nachgewiesen werden können. Bei einem wiederholten Einsatz addieren sich jedoch diese latenten Schädigungen und können zu einem Korrosionsdauerbruch führen.

Das Zustandekommen derartiger Korrosionsdauerbrüche wird in Abb. 95 schematisch dargestellt und gibt vielleicht die Erklärung zu vielen unerwarteten Schäden von Implantaten.

5. Dokumentation

Kein Chirurg sollte eine Osteosynthese durchführen, ohne über dieselbe folgende wesentliche Daten festzuhalten:

Bei der Implantation

1. Name des Patienten.
2. Hersteller des Implantates.

3. Art des Implantates.

4. Dimension: Länge, Durchmesser, Winkel etc.

5. Datum der Implantation.

Bei „kontrollierten" Implantaten

6. Serien-Nummer.

7. Name des Prüf-Institutes.

8. Datum der ausgewiesenen Prüfung.

Bei der Explantation

9. Verweildauer des Implantates im Körper.

10. Etwaige Beanstandung.

11. Ergebnis der Schadensuntersuchung (Prüfbefund).

IX. Kontrollmaßnahmen und Abnahmebedingungen

Beinahe jedes technische Erzeugnis wird heute einer Kontrolle unterworfen, bei der es auf seine Funktionsfähigkeit geprüft wird. Diese Kontrolle wird bei Konsumartikeln meist vom Hersteller vorgenommen oder für dessen Werbung auch nur vorgegeben. Die im Bereich der Technik verwendeten Erzeugnisse werden allgemein vom Käufer oder einem von diesem beauftragten Abnehmer überprüft. Überall dort, wo ein Versagen des Erzeugnisses zur Gefährdung von Menschen führen kann, schaltet sich der Staat mit seinen Überwachungsorganen, zum Beispiel über den technischen Überwachungsverein ein, von dem etwa alle Dampfkessel, Wärmekraftmaschinen und so weiter abgenommen und für ihre technische Bestimmung freigegeben werden. Auch die Gesundheitsbehörden greifen dort ein, wo sie eine Gefahr für das Individuum und die Volksgesundheit erkennen. So verfügen sie prophylaktische Maßnahmen gegen die Ausbreitung von Krankheiten oder ordnen die Untersuchung von Lebensmitteln an.

Bei Implantaten, bei denen ungeeignete Werkstoffe und Herstellungsverfahren ebenso gefährliche Folgen haben können, *schaltet kein Staat solche Instanzen ein*, sondern *überläßt* diese *Verantwortung dem Chirurgen*, bzw. den Spitälern und den Herstellern. Die ersteren sind aber zur Beurteilung von Materialeigenschaften naturgemäß nicht in der Lage, so daß es dem einzelnen Hersteller von Implantaten überlassen bleibt, die Qualität seiner Erzeugnisse zu überprüfen oder aber sich diesen Aufwand zu ersparen. *Die Hersteller sind auch keiner Stelle gegenüber verpflichtet*, einen Nachweis darüber zu führen, ob sie überhaupt über die notwendigen Kenntnisse und Voraussetzungen zur Herstellung derart heikler Erzeugnisse verfügen. Dazu kommt, daß einzelne Chirurgen bezüglich der Ausführung von Implantaten oft eigene Wünsche äußern, auf die beim heutigen Stand der Serienfertigung vorwiegend kleine Werkstätten eingehen können, für die die Werkstofffrage nicht selten auf erschreckend einfachem Wege, nämlich über den gerade vorhandenen Lagerbestand gelöst wird.

Die Folge dieses ebenso unwahrscheinlichen wie unverantwortlichen Zustandes ist die, daß den einzelnen Spitälern eine Unzahl ungeeigneter Implantate angeboten und von diesen auch übernommen wird. Bedenken gegen diese Vorgangsweise wurden in der medizinischen Fachliteratur bereits seit Jahrzehnten geäußert [88, 111, 66], eine grundlegende Änderung ist jedoch bis heute nicht eingetreten. Es fehlt auch nicht an Vorschlägen zur Einführung objektiver Kontrollmaßnahmen durch die Verbraucher von Implantaten [53, 121, 148, 54], ihre Anwendung scheiterte aber bis heute sowohl an einer genauen Festlegung dieser Maßnahmen, vor allem aber an organisatorischen Kosten- und Kompetenzfragen. Mehrere Autoren [47, 53, 43, 113, 22], wie zum Beispiel SCALES u. a. aus dem Royal National Orthopaedic Hospital in London, konnten bei eingesetzten Implantaten bis zu 50% Korrosionsschäden feststellen, ohne jedoch Maßnahmen gegen den Einsatz nicht tolerierbarer Implantate zu ergreifen.

In der Bundesrepublik Deutschland schrieben 1968 E. KUNER und S. WELLER von der chirurgischen Universitätsklinik Freiburg im Breisgau, daß „leider immer noch ungeeignete Metalle in nicht geringer Zahl im Handel sind". 1970 tritt J. SCHUSTER von der Chirurgischen Klinik rechts der Isar dafür ein, daß es wünschenswert wäre, wenn die Herstellerfirmen von Osteosynthesematerial für jede einzelne Platte und für jeden einzelnen Marknagel garantieren und durch entsprechende Angaben dies bezeichnen würden.

Die gleichen Forderungen sind im letzten Jahrzehnt mehrfach von E. FRANK und H. ZITTER gestellt worden, Forderungen, die immer wieder durch die Untersuchung von Schadensfällen, wie sie in Kapitel VI behandelt sind, erhärtet wurden.

Das Ausmaß der ungeeigneten Implantate, die durch den Handel angeboten werden, kann aber auf dem Umweg über die Feststellung von Schadensfällen nur schwierig erfaßt werden (Kapitel VI). Zielführend kann nur eine systematische Untersuchung von Stichproben aus dem Angebot sein.

In Österreich hat 1967 E. FRANK eine derartige Stichprobenuntersuchung veranlaßt und 29 fabrikneue Implantate österreichischer, deutscher und Schweizer Herkunft aus Lagerbeständen verschiedener Krankenhäuser entnommen. Die chemische und metallkundliche Untersuchung wurde in einer autorisierten Versuchsanstalt durchgeführt. Das Ziel der mit diesen Untersuchungen durchgeführten Auswertungen war es, jenen Anteil von Implantaten aus der zur Verfügung stehenden Auswahl festzustellen, der aus ungeeigneten Werkstoffen besteht oder Schädigungen aufweist, die nach den in Kapitel VI angeführten Untersuchungen zum Versagen führen können. Die Ergebnisse der Untersuchungen wurden in Tabelle 10 zusammengestellt, in der sowohl die Abweichungen gegenüber den einschlägigen Werkstoffempfehlungen [136, 6] als auch jene Fehler, die zu Schädigungen führen können, angeführt sind. Dabei wurde zwischen den als wesentlich erkannten Schadensursachen, die vorwiegend die chemische Zusammensetzung des Werkstoffes betreffen, und Einflüssen mit weniger kritischen Folgen unterschieden. Die Summe der angeführten Beanstandungen zeigt, daß *fast die Hälfte aller untersuchten Implantate wesentliche Fehler aufweist* und daß fast drei Viertel aller Implantate Fehler enthält, die zu Korrosionsfällen Anlaß geben können. Nur ein Viertel aller Stichproben gab keinerlei Anlaß zu Beanstandungen.

Nach dieser peinlichen Feststellung erhebt sich die Frage, welcher Anteil der beanstandeten Implantate im Einsatz wirklich zu einem Versagen geführt hätte. Dieser Prozentsatz war trotz der relativ hohen Zahl von Stichproben und der unabhängig davon durchgeführten Schadensanalyse (Kapitel VI) nicht eindeutig festzustellen, weil dazu zwei wesentliche Voraussetzungen fehlten, nämlich die Kenntnis der Zahl der gesamten Implantate, welche innerhalb des betrachteten Zeitraumes eingepflanzt wurden, und die Festlegung, daß jeder Korrosionsfall und jede mechanische Beanstandung zur Untersuchung gelangte.

Die Unsicherheit der ersten Voraussetzung bestand in der Berücksichtigung der Implantationsdauer, welche eine solche Auswertung um Jahre verzögern würde. Die zweite Voraussetzung hätte eine systematische Voruntersuchung aller Implantate nach der Operation durch eine neutrale Stelle in allen beteiligten Krankenhäusern notwendig gemacht, wo nicht nur die Trägheit aller Beteiligten, sondern auch Bedenken gegen einen Einblick in die bei einer Operation gemachten Fehler wertvolle Untersuchungsobjekte zum Verschwinden bringen können. Der Umfang der praktisch auftretenden Schädigungen im Vergleich zu den im Werkstoff latent liegenden Ursachen derselben wird sich daher vorerst nur aus der Untersuchung der reklamierten Fälle grob abschätzen lassen.

Die dringende Notwendigkeit von Kontrollmaßnahmen kann nach diesen Erfahrungen nicht mehr bezweifelt werden; es erhebt sich aber die Frage, von wem und wie solche Kontrollen durchzuführen sind. Nach dem Kontrollaufwand und den notwendigen Untersuchungsverfahren kommt von vornherein nur eine stichprobenweise Überprüfung in Betracht, welche aus statistischen Gründen nur auf große Serien anzuwenden ist. Demgegenüber haben die einzelnen Krankenhäuser oft nur einen geringen Bedarf an den einzelnen Arten von Implantaten, was eine einigermaßen aussichtsreiche Stichprobenentnahme nicht ermöglicht.

Solange sich nicht staatliche Institutionen einschalten, erscheint der einzig gangbare Ausweg eine Vereinbarung, nach der möglichst viele chirurgische Abteilungen eine gemeinsame, größere Lieferung kontrollieren lassen. Die Möglichkeit einer solchen Vorgangsweise ist grundsätzlich überall gegeben, ihre Durchführung dürfte jedoch vorwiegend eine Frage der Organisation und der Kompetenzen sein.

Die Voraussetzungen einer wirksamen Anwendung jeglicher Kontrollmaßnahmen können nur ganz konkrete Abnahmebedingungen sein, die natürlich auch den Werkstoff selbst festlegen müssen. Jedes Einzelergebnis einer Überprüfung ist dann mit diesen Abnahmebedingungen zu vergleichen, welche alle erfüllt werden müssen.

In Österreich hat die Allgemeine Unfallversicherungsanstalt über Veranlassung von E. FRANK bereits im Jahre 1967 durch H. ZITTER Abnahmebedingungen für Implantate aus chemisch beständigen Stählen ausarbeiten lassen. *Nach diesen Abnahmebedingungen werden heute kontrollierte Implantate für eine Gruppe von Krankenhäusern* (die 6 Unfallkrankenhäuser der AUVA und die mit dieser Anstalt assoziierten 21 Unfallabteilungen) *hergestellt und geliefert.* Im folgenden sei ein Beispiel für Herstellungs-, Liefer- und Kontrollbedingungen einer Gruppe von Implantaten wiedergegeben:

Werkstoff, Herstellungs- und Abnahmebedingungen für Implantate

1. Allgemeines

Implantate sind im Körper sowohl mechanischen Beanspruchungen, insbesondere einer Biegewechselbeanspruchung, als auch Korrosionsbeanspruchungen durch die Körpersäfte ausgesetzt. Eine optimale Ausnützung der gegebenen Werkstoffeigenschaften erfordert daher einmal eine der mechanischen Beanspruchung angepaßte Dimensionierung und Formgebung. Eine optimale Korrosionsbeständigkeit des Werkstoffes wird durch entsprechende Wärmebehandlung, Verarbeitung, Formgebung und Oberflächenbehandlung erreicht. Die Bildung galvanischer Elemente wird durch ausschließliche Verwendung eines einzigen Werkstoffes vermieden.

2. Werkstoff

Implantate und Teile davon dürfen nur aus austenitischem Chrom-Nickel-Molybdän-Stahl folgender chemischer Zusammensetzung hergestellt werden:

Kohlenstoff	$< 0,03\%$
Silizium	$< 1,0\ \%$
Mangan	$< 2,0\ \%$
Chrom	$17,5 - 19,5\ \%$
Molybdän	$2,5 - 3,0\ \%$
Nickel	$13,0 - 15,0\ \%$
Stickstoff	$0,15 - 0,25\%$

Bei dieser Stahlanalyse wird lediglich eine geringfügige Überschreitung bei den Elementen Chrom, Molybdän und Nickel toleriert.

3. Wärmebehandlung

Der Stahl soll generell in abgeschrecktem Zustand vorliegen. Die Verwendung kaltverformten Materials ist nur dort zulässig, wo es aus Gründen der Festigkeit unumgänglich ist.

4. Mechanische Eigenschaften

In abgeschrecktem Zustand müssen folgende Werte gewährleistet werden:

1 % Dehngrenze > 34 kp/mm^2
Zugfestigkeit $65—80$ kp/mm^2
Bruchdehnung $> 35\%$.

5. Konstruktion und Formgebung

Die Konstruktion und Formgebung der Teile hat unter Berücksichtigung der praktischen Beanspruchung und der mechanischen Eigenschaften der verwendeten Teile zu erfolgen. Wegen der Möglichkeit des Entstehens von Dauerbrüchen sollen die Teile keinerlei abrupte Querschnittsveränderungen wie Kerben und Einschnitte aufweisen. Berührende Flächen sollen bei minimaler Spaltbildung einen festen Sitz aufweisen.

6. Verarbeitung

Die Verarbeitung des Halbzeuges soll ausschließlich auf spanabhebendem Wege erfolgen. Materialverschiebungen und Verbiegungen, welche zu örtlicher Kaltverformung, Bildung von Graten und Überlappungen führen können, sind zu vermeiden. Der Stahl darf in keinem Falle thermischen Beeinflussungen, wie Glühen, Anlassen, Löten und Schweißen, ausgesetzt werden.

7. Ausführung der Oberfläche

Die Oberfläche der gefertigten Teile darf keinerlei Reste von Zunder oder Metallteilen enthalten. Alle sonstigen Fremdstoffe wie Schmutz, Fette, Schmier-, Zieh- und Schleifmittel müssen durch entsprechende Reinigungsmittel entfernt werden. Die Politur kann auf elektrolytischem oder mechanischem Wege aufgebracht werden.

Nach dem mechanischen Polieren ist zur Entfernung unsichtbarer Metallteile und zur gleichzeitigen Passivierung eine Behandlung von einer Stunde Dauer in kalter, 20%iger Salpetersäure durchzuführen. Nach dem Elektropolieren, bzw. Passivieren sind alle Teile gründlich zu waschen und zu trocknen.

8. Verpackung und Kennzeichnung

Implantate sind in durchsichtige Folie einzeln einzuschweißen. Die Kennzeichnung ist auf der Verpackung anzubringen und soll folgende Daten enthalten:

Stahlmarke,
Hersteller des Implantates,
Bezeichnung des Implantates,
Dimension des Implantates,
Nummer des Abnahmeprotokolles.

9. Überwachung der Erzeugung

Der Hersteller erklärt sich bereit, eine Überwachung seiner Erzeugung allenfalls im Betrieb selbst vornehmen zu lassen.

10. Abnahmeprüfung

Zur Überprüfung der gewährleisteten Eigenschaften und der Ausführung der Implantate ist dem Abnehmer der gesamte Lieferumfang sowohl des Halbzeuges als auch des Endproduktes vorzulegen. Den Umfang der Kontrollen bestimmt der Abnehmer, der auch die Probe durchführt. Die Überprüfung der vorgeschriebenen Daten wird von einer unabhängigen Versuchsanstalt in folgenden Punkten durchgeführt:

a) Die chemische Zusammensetzung wird gemäß der Vorschrift nach Punkt 2 überprüft.

b) Der Gefügeaufbau wird auf vollständige Ausbildung des Austenits und auf eventuelle Kaltverformungen untersucht.

c) Es wird eine Korngrenzenätzung nach ASTM (= American Society for Testing Materials) A 262—55 T durchgeführt, wobei kein bevorzugter Angriff der Korngrenzen auftreten darf.

d) Die Eindringhärte muß den vorgeschriebenen Festigkeitseigenschaften entsprechen. Die mechanischen Daten werden ohne Halbzeug überprüft.

e) Die Politur der Oberfläche wird auf Vollständigkeit, Überlappungen, Grate, Kratzer, Einschlüsse und Reste von Metallteilen und Fremdstoffen überprüft.

f) Die Formgebung wird in allen Dimensionen mit der zugrunde liegenden Konstruktionszeichnung, bzw. dem vorliegenden Prototyp verglichen.

g) Die Verpackung wird auf Dichtigkeit geprüft.

h) Die Kennzeichnung wird auf Vollständigkeit und Identität mit dem verpackten Implantat überprüft.

Alle Ergebnisse dieser Überprüfung werden in einem Abnahmeprotokoll festgehalten.

Um den hier aufgestellten Anforderungen zu genügen, wird ein Hersteller von Implantaten seinerseits eine Reihe von Forderungen an seine Stahllieferanten zu stellen haben. Diese betreffen vor allem die Analysentoleranz, die Reinheit des Stahles, seine Endwärmebehandlung und die mechanischen Eigenschaften. Durch eine nach diesen oder ähnlichen Richtlinien durchgeführte Kontrolle der von einem Spital übernommenen Implantate ließe sich die überwiegende Mehrzahl der Schadensfälle mit hoher Sicherheit ausschließen. Der Gewinn einer rigoros durchgeführten Kontrolle würde diesen Aufwand in jedem Falle aufwiegen.

Tabellen

Tabelle 1

Tabelle 1. Schadensfälle an Implantaten 1960—1970

Nr.	Art der Implantate	Implant. Dauer Monate	Beanstandungen	Chemische Zusammensetzung %					Bemerkungen zum Gefügeaufbau	Härte HV kp/mm²	Schaden Art	Ursache
				C	Cr	Mo	Ni	Andere				
1	Oberschenkelnagel	30	Bruch Korros. (Kanten)	0,22	18	—	10	—	Zeilen	252	interkrist. Korrosion	C Wärmebeh.
2	Oberschenkelnagel	8	Bruch Korros. (Kanten)	0,22	18	—	10	—	Zeilen	327	interkrist. Korrosion	C Wärmebeh.
3	Oberschenkelnagel	31	Korros. (Kanten)	0,22	18	—	10	—	Zeilen	278	interkr. Korr. Lochfraß	C Wärmebeh. Mo
4	Oberschenkelnagel	12	Korros. (Spitze)	0,04	18	—	10	—		330	Lochfraß	Mo
5	Oberschenkelnagel	38	Bruch	0,04	18	2	10	—		kaltv.	Korros. Dauerbruch	Kerbe
6	Oberschenkelnagel	30	Bruch Korr. d. Bruchfl.	0,06	18	2	10	—		336	Korr. Dauerbruch	Kerbe
7	Schenkelhalsnagel	30	Bruch	0,21	18	—	10	—		237	interkrist. Korrosion	C Wärmebeh.
8	Schenkelhalsnagel	3	Bruch	0,06	18	2	10	:		241	Korr. Dauerbruch	Kerbe
9	Schenkelhalsnagel	120	Verbiegung örtl. Korrosion	0,19	18	—	10	—		176	Lochfraß	Mo
10	Schenkelhalsnagel	n. b.*	Verbiegung	0,06	18	2	10	—		170		
11	Schenkelhalsnagel	n. b.	Bruch	0,2	18	2	10	—		227	interkrist. Korr. + Dauerbruch	C Kerbe
12	Schenkelhalsnagel	n. b.	Verbiegung	0,2	18	2	10	—		186	nicht feststellbar	
13	Schenkelhalsnagel	14	Verbiegung, Riß, Rost	0,05	18	2	11	—		175	Verbiegung Korrosion	
14	Schenkelhalsnagel	76	Korros. (Spitze)	0,08	18	—	10	—		261	Lochkorrosion	Mo
15	Schenkelhalsnagel	48	Anriß Korrosion	0,19	18	2	10	—	örtl. Kalt- verformung	203	Korr. Dauerbruch	Kerbe Überlappung

Tabelle 1   131

Nr.									Zeilen Schlacken			Kerbe
16	Schenkelhals-nagel	Bruch	6	0,19	18	2	10	—		221	Korr. Dauerbruch	Kerbe Schlackenzeile
17 (9*)	Schenkelhals-nagel	Korrosion	n. b.	0,06	18	2	10	—	örtl. Kalt-verformung	157	örtl. Korrosion	kaltverformte Zone
18	Schraube	Bruch	29	n. b.	18	2	10	—	örtl. Kalt-verformung	187	Korr. Dauer-bruch	Kerbe
19	Schraube	Rost (Bohrung)	3	n. b.	18	2	11	—	örtl. Kalt-verformung	216	Rost	Reibung
20	Schraube	Rost	n. b.	n. b.	18	2	10	¦	örtl. Kalt-verformung	188	Kontakt-korrosion	Reibung
21	Schraube	Bruch	n. b.	n. b.	18	2	10	—	örtl. Kalt-verformung	307	Dauerbruch + Kontaktkorr.	Kerbwirkung örtl. Kaltverf.
22	Schraube	Bruch	30	n. b.	18	2	11	¦	örtl. Kalt-verformung	298	Bruch	
23	Platte	Rost (Bohrung)	n. b.	0,05	18	2	11	—	örtl. Kalt-verformung	259	Rost	Reibung
24	Platte	Rost (Bohrung)	3	0,05	18	2	11	¦	örtl. Kalt-verformung	189	Rost	Reibung
25	Platte	Bruch Korr.-Bruchfläche	24	0,05	18	2	10	Nb	örtl. Kalt-verformung	228	Korr. Dauerbruch	
26	Platte	Korrosion	n. b.	0,06	18	2	10	—		301	Kontakt-korrosion	Reibung
27	Platte	Rost (Bohrung)	n. b.	0,05	18	2	11	Nb	örtl. Kalt-verformung	199	Rost	Reibung
28	Platte	Rost (Bohrung)	n. b.	0,03	18	2	11	—	örtl. Kalt-verformung	216	Rost	Reibung
29	Platte	Rost	n. b.	0,05	18	2	11	—	örtl. Kalt-verformung	200	Rost	Reibung
30	Platte	Rost	n. b.	0,06	18	2	11	—	örtl. Kalt-verformung	197	Rost	Reibung
31	Platte	Rost	n. b.	0,06	18	2	11	—	örtl. Kalt-verformung	345	Rost	Reibung
32	Platte	Rost	14	0,05	18	2	11	—	örtl. Kalt-verformung	218	Rost	Reibung
33	Platte	Bruch	n. b.	0,06	18	2	11	Nb	örtl. Kalt-verformung	302	Dauerbruch	Kerbe
34	Platte	örtl. Korrosion	n. b.	0,06	18	2	10	—		297	Spaltkorrosion Verl.	Überlappung
35	Platte	Bruch Verbiegung	42	0,06	18	2	10	Nb	örtl. Kalt-verformung	321	Korr. Dauer-bruch, Verbg. Spaltkorr.	
36	Platte	örtl. Korrosion	48	0,06	18	2	10	Nb		330	Lochkorrosion	
37	Markdraht	Korrosion (Spitze)	75	0,19	18	—	10	—		470	interkrist. Korr.	Überlappung Mo, C

Tabelle 1 (Fortsetzung)

Nr.	Art der Implantate	Implant. Dauer Monate	Beanstandungen	Chemische Zusammensetzung %					Bemerkungen zum Gefügeaufbau	Härte HV kp/mm²	Schaden	
				C	Cr	Mo	Ni	Andere			Art	Ursache
38	Schraube	n. b.	Korrosion am Kopf	0,13	17,6	2,7	10,9	—		380	Kontaktkorrosion	Reibung
39	Schraube	n. b.	Korrosion am Kopf	0,14	16,7	2,7	13,6	—		330	Kontaktkorrosion	Reibung
40	Platte	n. b.	Korrosion in Bohrungen	0,07	18,1	2,8	12,0	—		360	Kontaktkorrosion	Reibung
41	Schrauben	150	Metallose	0,11	19	0,4	8,8	—		kalt-verf.	Lochkorrosion	Mo
42	Schrauben	150	Metallose	0,07	16,2	2,3	14	:	Zeilen	kalt-verf.	Korrosion	Zeilen
43	Platte	5	Bruch	0,03	17,2	2,3	11	—		kalt-verf.	Dauerbruch	Kerbe
44	Lamellennagel	n. b.	Metallose	0,07	16,2	2,3	14	:	Zeilen	abge-schr.	Korrosion	Zeilen
45	Platte	n. b.	Metallose	0,04	18	2,4	12	—		abge-schr.	Korrosion	Reibung
46	Schrauben	n. b.	Metallose	0,04	17,2	2,2	12	—	örtl. Kalt-verformung	abge-schr.	Korrosion	Reibung
47	Endlernagel	n. b.	Metallose	0,05	15,9	2,4	14,9	—	240	240	Lochkorrosion	Cr, Kaltverf.
48	Schraube	n. b.	Metallose	0,11	17,3	2,2	12	—		370	Rost	Reibung
49	Schraube	n. b.	Korrosion	0,13	17,6	2,7	10,9	—		370	Kontaktkorrosion	Reibung
50	Schraube	n. b.	Korrosion	0,14	16,7	2,6	13,4	—		330	Kontaktkorrosion	Reibung
51	Platte	n. b.	Korrosion	0,07	18,1	2,8	12,0	—		365	Kontaktkorrosion	Reibung
52	Marknagel	8	Rostbildung	0,14	18,4	0,1	8,2	—		kalt-verf.	Lochkorrosion	Mo
53	Marknagel	8	Rost	0,09	18,0	0,2	8,3	—		kalt-verf.	interkrist. Korrosion	C

Tabelle 1   133

				C	Cr		Ni					
54	Marknagel	44	Bruch, Risse	0,15	18	0,2	10	—		kalt-verf.	interkrist. Korrosion	C
55	Marknagel	21	Risse, Rost	0,19	17,4	2,2	11,6	—		abge-schr.	interkrist. Korrosion	C
56	Marknagel	18	Rost, Spitze	0,18	17,3	2,2	11,5	—	Spalten	abge-schr.	interkrist. Korrosion	C
57	Marknagel	4	Korrosion	0,18	17,4	2,2	11,4	—		abge-schr.	interkrist. Korrosion	C
58	Marknagel	n. b.	Roststellen	0,12	18	2	9	—	Zeilen	kalt-verf.	Reibkorrosion	Reibung
59	Marknagel	n. b.	Roststellen	0,09	18	2	10	Nb	Zeilen	kalt-verf.	Reibkorrosion	Reibung
60	Lamellennagel	n. b.	Bruch	0,08	18	2	10	Nb	örtl. Kalt-verformung	kalt-verf.	Dauerbruch	örtl. Kalt-verformung
61	Platte	7	örtl. Korrosion	0,05	18	2	11	—	örtl. Kalt-verformung	abge-schr.	Reibkorrosion	Reibung
62	Draht	n. b.	Rost	0,05	18	—	9	—	örtl. Kalt-verformung	kalt-verf.	Lochkorrosion	Mo
63	Schraube	6	Wucherung	0,01	16	2	10	Ti	örtl. Kalt-verformung	abge-schr.	Reibkorrosion	Reibung
64	Platte	n. b.	Bruch	0,07	18	2	12	—		kalt-verf.	Dauerbruch	Kerbe
65	Platte	n. b.	Bruch	0,07	18	2	12	—		kalt-verf.	Dauerbruch	Kerbe
66	Marknagel	n. b.	örtl. Korrosion	0,2	18	—	9	—		abge-schr.	interkrist. Korrosion	C
67	Platte	n. b.	Bruch	0,08	18	2	10	Nb		abge-schr.	Dauerbruch	Kerbe
68	Marknagel	24	Bruch, Korrosion	0,22	18	—	10	—		abge-schr.	interkrist. Korrosion	C
69	Platte	n. b.	Bruch	0,05	18	2	11	—		kalt-verf.	Dauerbruch	Kerbe
70	Marknagel	4	Korr. Oberfl.	0,19	17,5	2,2	11,5	—		kalt-verf.	interkrist. Korrosion	C

* nicht bestimmt

Tabelle 2. *Untersuchung auf Schadensursachen (Auswertung von 70 Schadensfällen)*

Schadensfall Art	Häufigkeit	Untersuchte Schadensursachen wesentliche	weitere	Häufigkeit	Durch die untersuchte Schadensursacho erklärbare Schadensfälle Zahl	% von (2)	Maximale Wahrscheinlichkeit von Schadensfällen bei gegebener Schadensursacho % (6) von (5)
(1)	(2)	(3)	(4)	(5)	(6)	(7)	(8)
Reibungs-korrosion	24	abgeschr. < 220 HV	—	26	12	50	46
	24	abgeschr. < 220 HV	örtl. Kaltverf.	12	9	37	75
	24	abgeschr. < 220 HV	keine örtl. Kaltverf.	14	3	12	21
	24	kaltverf. > 220 HV	—	44	12	50	27
Bruch	18	kaltverf. > 220 HV	—	44	15	83	34
	18	abgeschr. < 220 HV	—	26	3 (z. T. örtl. Kaltverf.)	17	12
Interkrist. Korrosion	14	C > 0,07	⋮	30	14	100	47
	14	Mo < 1	Kaltverf. > 220 HV	12	7	50	58
	14	C > 0,07	> 220 HV	22	8	57	36
Lochfraß	9	Mo < 1	—	15	8	89	53
	9	Mo < 1	Kaltverf. > 220 HV	12	7	78	58
	9	Mo < 1	C > 0,07	12	6	67	50
	9	Mo 2—3	—	55	1 (kaltverf.)	11	2
Verbiegung	5	kaltverf. > 220 HV	—	44	1	25	2
	5	abgeschr. < 220 HV	—	26	4	75	15

Tabelle 3 135

Tabelle 3. *Edelmetalle und Edelmetallegierungen*

Bezeichnung	Chemische Zusammensetzung	Spez. Gewicht g/cm³	Mechanische Eigenschaften			Verarbeitungs-zustand	Zitat
			Zugfestig-keit kg/mm²	Streck-grenze kg/mm²	Dehnung %		
Reingold	99,99% Au	19,3	13		45	geschmiedet und geglüht	[95 g]
			13		30	gegossen	[95 g]
Au-Pt-Pd-Legierung	45—50% Au; 8—12% Pt; 20—25% Pd; 5—8% Ag; 7—12% Cu; max. 1% Zn	15,5—15,8	98—105	77—84	8—10	weich	[95 g]
			112—120	91—98	7—9	gehärtet	[95 g]
Zahngold	60—65% Au; 10—15% Ag; 9—12% Cu; 6—10% Pd; 4—8% Pt; 1—2% Zn		46—53	28—31	9—15	gegossen, gehärtet	[95 g]
			77—84	53—58	1—3	gegossen, ausgelagert	[95 g]
Degulor M	89% Au + Pt; Rest Ag, Cu, Zn	15,7	59	38	34	weich	[40 a]
			80	70	20	ausgehärtet	[40 a]
Reinplatin	99,85% Pt	21,5	14—17	4—7	35—40	geglüht	[95 g u. 40 b]
			25—34	19	30—45	hart	[40 b]
Hartplatin	5% Ir	21,5	28			geglüht	[95 g]
			49			hart	[95 g]
	10% Ir	21,5	39			geglüht	[95 g]
			63			hart	[95 g]
Reinsilber	99,99% Ag	10,5	13	6	48—54	geglüht	[95 f u. 95 g]
Pd Ag Cu Pt	max. 1% Pt; 42—44% Pd; 38—41 Ag; 16—17% Cu; max. 1% Ni	10,7—11,2	70—77	44—61	16—24	weich	[95 g]
			91—120	75—89	8—15	gehärtet	[95 g]
Ag 0,25 Mg—0,2 Ni	0,28% Mg; 0,2% Ni		46—49	37—41	5—15	gehärtet	[95 g]
	0,22% Mg; 0,2% Ni		42—46	32—36	13—21	gehärtet	[95 g]

Tabelle 4. *Nichtrostende Stähle*

Bezeichnung nach DIN 17006	Chemische Zusammensetzung %				
	C	Cr	Ni	Mo	Sonstiges
X 10 Cr 13	0,08—0,12	12,0—14,0	—	—	—
X 20 Cr 13	0,17—0,22	12,0—14,0	—	—	—
X 40 Cr 13	0,40—0,50	12,0—14,0	—	—	—
X 40 Cr Mo 15	0,35—0,45	14,0—15,5	(≦ 0,60)	0,40—0,60	—
X 90 Cr Mo V 18	0,85—0,95	17,0—19,0	—	1,0—1,3	0,07—0,12 V
X 12 Cr Ni 17 7	≦ 0,12	16,0—18,0	7,0—9,0	—	—

Tabelle 4   137

für medizinische Zwecke

Spez. Gew. g/cm³	Mechanische Eigenschaften			Verarbeitungs-zustand	Verwendungs-zweck	Zitat
	Zugfe-stigkeit kg/mm²	Streck-grenze kg/mm²	Deh-nung %			
7,7	55—65	30	20	geglüht	Pinzetten	[136]
	60—75	45	18	vergütet		
7,7	≦ 75			geglüht	Pinzetten	[136]
	65—95	44—55	15—18	vergütet	Zangen Klemmen	
7,7	≦ 80			geglüht	Scheren	[136]
7,7	≦ 80			geglüht	Scheren	[136]
7,7	≦ 90			geglüht	Schneidende Ge-räte für erhöhte Anforderungen, z. B. Skalpelle	[136]
7,9	70—90	35	40	abgeschreckt	Federdrähte, Klammern, Bohrdrähte	[136]

Tabelle 5. *Für Implantate empfohlene*

Bezeichnung nach DIN 17006	Chemische Zusammensetzung %					
	C	Cr	Ni	Mo	Ti	Nb
X 5 Cr Ni Mo 1810	< 0,07	16,5—18,5	10,5—13,5	2,0—2,5	—	—
X 5 Cr Ni Mo 1812	< 0,07	16,5—18,5	12,0—14,0	2,5—3,0	—	—
—	< 0,08	17,0—20,0	10,0—14,0	2,0—4,0	—	—
X 12 Cr Ni 18 8	< 0,12	17,0—19,0	8,0—10,0	—	—	—
X 5 Cr Ni 18 9	< 0,07	17,0—19,0	9,0—11,0	—	—	—
X 10 Cr Ni Ti 18 9	< 0,10	17,0—19,0	9,0—11,0	—	5 × C	—
X 10 Cr Ni Nb 18 9	< 0,10	17,0—19,0	9,0—11,0	—	—	8 × C
X 10 Cr Ni Mo Ti 1810	< 0,10	16,5—18,5	10,5—12,5	2,0—2,5	5 × C	—
X 10 Cr Ni Mo Nb 1810	< 0,10	16,5—18,5	10,5—12,5	2,0—2,5	—	8 × C
X 8 Cr Ni 1812	< 0,12	16,5—18,5	11,0—13,0	—	—	—
X 5 Cr Ni 1811	< 0,07	17,0—19,0	9,0—11,0	—	—	—
X 4 Cr Ni 1813	< 0,05	17,0—19,0	12,0—14,0	—	—	—

Tabelle 5   139

und verwendete chemisch beständige Stähle

Spez. Gew. g/cm³	Mechanische Eigenschaften			Verar- beitungs- zustand	Zitate
	Zug- festigkeit kg/mm²	Streck- grenze kg/mm²	Dehnung %		
7,9	50—70	> 21	> 45	abgeschreckt	[98, 147, 160, 157, 90, 11]
7,9	50—70	> 21	> 45	abgeschreckt	[98, 90, 11, 19, 157, 136]
	> 53	> 21	> 40	abgeschreckt	[6]
	> 88	> 70	> 12	kaltverformt	[6]
	50—70	> 22	> 50	abgeschreckt	[98, 147, 160, 43, 157]
	50—70	> 20	> 50	abgeschreckt	[147, 157]
	50—75	> 25	> 40	abgeschreckt	[157, 46]
	50—75	> 25	> 40	abgeschreckt	[157, 46]
	50—75	> 25	> 40	abgeschreckt	[98, 147]
	50—75	> 25	< 40	abgeschreckt	[98, 147, 157, 52]
	50—75	> 20	> 45		[46]
	50—75	> 20	> 50		[46]
	50—70	> 20	> 45		[46]

Tabelle 6. *Kobaltlegie-*

Bezeichnung	Chemische Zusammensetzung %								Sonst.
	Co	Cr	Ni	Mo	C	Si	Mn	Fe	
Reincobalt	99,9	—	—	—	—	—	—	—	—
	99,98	—	—	—	—	—	—	—	—
Vitallium	62,5	30,8	—	5,1	0,4	0,3	0,5	0,7	—
	62,5	30,8	—	5,1	0,4	0,3	0,5	0,7	—
HS 25	50,8	20	10	—	0,15	0,5	1,5	2	15 W
HS 31	Rest	25,5	10,5	—	—	—	—	—	7,5 W
HS 21	62	27	3	5,5	—	—	—	—	—
Co Cr Ni Mo Fe	40	20	15	7	0,15	—	—	7	—
Nobilium	65,0	28,0	0,1	5,0	0,4	0,05	0,1	0,5	1,0 V
Wisil	66,2	27,0	—	4,5	0,35	0,4	1,0	< 1,0	—
Croform	60,0	30,0	—	5,0	(a)	(a)	(a)	(a)	—
Virillium	67,9	24,1	1,4	5,3	(a)	(a)	(a)	(a)	—
Ticonium	28,7	27,4	37,5	4,6	0,2	0,2	—	—	0,2 Al 1,2 Be
	43,2	21,6	20,1	7,0	0,05	0,35	3,0	0,25	3,5 Cu 0,9 Be
Wiptam	45,5	28,3	24,4	—	0,1	1,1	0,7	—	—
Crutanium	Rest	5—15	5—15	3	1				

(a) Gehalt nicht genormt

Tabelle 6   141

rungen für Implantate

Spez. Gew. g/cm³	Mechanische Eigenschaften			Verarbeitungs- zustand	Zitate
	Zug- festigkeit kg/mm²	Streck- grenze kg/mm²	Dehnung %		
8,85	77—89	34—41	18—30	gegossen und geglüht	[97]
8,85	89	77			[95 h]
8,30	68	41	4	gegossen	[95 a, b]
	90	63	10	gegossen	[147]
9,15	102—116	46—56	35	geschmiedet	[95 d, 97, 11]
	70—88	49	15	gegossen	[95 c]
	105	56	23	geglüht	[95 e]
					[11]
	118	62	4	gegossen	[108]
	86	61	10	gegossen	[10, 147]
	70	35	5	gegossen	[38, 97]
	84	67	4		[32]
	67—69	45—49	10—11	gegossen geschmiedet	[108, 38, 97] [97, 32, 79, 147]
	51	33	0,8	gegossen	[97, 32, 79]
	93	68	55	gewalzt und weichgeglüht	[32, 97, 10]
	122	85	52	halbhartgewalzt	[32, 97, 10]
	63	52	1	gegossen	[97]
	90—118	63—83	10—16	gegossen	[147]

Tabelle 7. *Cr-Ni-Mo-Stähle mit höherer*

Bezeichnung	Chemische Zusammensetzung %				
	C	Cr	Ni	Mo	N
X5 Cr Ni Mo 1812	≤ 0,07	16,5—18,5	12,0—14,5	2,5—3,0	—
X2 Cr Ni Mo N 1814	≤ 0,03	16,5—18,5	12,5—15,0	2,5—3,0	0,15—0,25
X2 Cr Ni Mo N 1813	≤ 0,03	16,5—18,5	11,0—14,0	2,0—2,5	0,15—0,25
X4 Cr Ni Mo N 1814	≤ 0,05	16,5—18,5	13,0—15,0	2,5—3,0	0,10—0,30
X2 Cr Ni Mo N 2015	0,03	20,0	15,0	2,8	0,25
X2 Cr Ni Mo N 24 15 3	< 0,03	24,5	15,5	3,0	+N
,,P 420''	0,05	17,5	14,0	2,0	0,45
X5 Cr Ni Mo 1713	< 0,05	17,0	13,0	4,5	—
X3 Cr Ni Mo N 1713	< 0,04	17,0	13,0	4,5	0,15

Tabelle 7 143

Festigkeit und Korrosionsbeständigkeit

Spez. Gew. g/cm^3	Mechanische Eigenschaften			Verarbeitungs- zustand	Zitat
	Zugfe- stigkeit kg/mm^2	Streck- grenze kg/mm^2	Dehnung %		
7,9	50—70	21—25	45	abgeschreckt	[136]
8,0	65—80	28—33	34	abgeschreckt	[43, 109]
8,0	60—80	27—30	40	abgeschreckt	[16, 109]
8,2	50—70	30	35—45	abgeschreckt	[150]
7,9	70—85	> 41	> 40	abgeschreckt	[150]
7,97	75—95	> 45	> 40	abgeschreckt	[119]
7,9	> 80	> 45	> 20	abgeschreckt	[15]
7,8	50—75	> 21	> 45	abgeschreckt	[135, 109]
7,8	60—80	> 30	> 40	abgeschreckt	[16]

Tabelle 8. *Titanlegierungen und seltene Metalle*

Bezeichnung	Chemische Zusammensetzung	Spez. Gewicht g/cm³	Mechanische Eigenschaften			Verarbeitungszustand	Zitat
			Zugfestigkeit kg/mm²	Streckgrenze kg/mm²	Dehnung %		
Reintitan	99,56% Ti	4,5	30—42	mind. 18	mind. 25	geschmiedet	[146]
Ti 6 Al 4 V	max. 0,25% Fe; max. 0,20% O_2; max. 0,013% H_2; max. 0,07% N_2; max. 0,08% C; 5,5—7% Al; 3,5—4,5% V	4,43	90—115	> 84	> 10	geschmiedet	[146]
Ti Al 8 Mo 1 V 1	max. 0,30% Fe; max. 0,15% O_2; max. 0,015% H_2; max. 0,05% N_2; max. 0,08% C; 7,5—8,5% Al; 0,75—1,25% V; 0,75—1,25% Mo	4,37	> 100	> 90	> 8	geschmiedet	[146]
Ti Al 7 Mo 4	max. 0,25% Fe; max. 0,20% O_2; max. 0,013% H_2; max. 0,07% N_2; max. 0,08% C; 6,5—7,5% Al; 3,5—4,5% Mo	4,48	> 100	> 90	> 8	geschmiedet	[146]
Tantal	99,95% Ta	16,6	30	20	35	rekristallisationsgeglüht	[145]
			60	55	2	kaltverformt	[145]
	99,89% Ta	16,6	35	25	35	rekristallisationsgeglüht	[145]
			100	95	2	kaltverformt	[145]
Niob	99,90% Nb	8,57	30	20	35	rekristallisationsgeglüht	[145]
			60	55	2	rekristallisationsgeglüht	[145]

Tabelle 9   145

Tabelle 9. *Herstellungs- und Verarbeitungsfehler bei Implantaten*

Art des Fehlers	Ursache	Folgen	Beispiele beschrieben in	
			Kapitel	Abbildung
Abweichung der Zusammensetzung	Schmelzenführung	Änderung der mechanischen und Korrosionseigenschaften	VIII A IX	
Nichtmetallische Einschlüsse und Zeilen	Schmelzenführung Gießbedingung	schlechte Oberflächengüte örtliche Korrosion	VIII A III C 2	89, 90 10, 11
Lunker	Gasgehalt der Schmelze Erstarrungsbedingungen	Dauerbruch örtliche Korrosion	VIII A VIII B	91 94
Seigerungen	Erstarrungsbedingungen Wärmebehandlung	Zeilen Lokalelemente örtliche Korrosion	VIII A III C 2 III C 3 III C 4 III C 4	10—14 23—27 32 28—31
Überlappung	Walz- und Schmiedefehler Bearbeitungsfehler	örtliche Korrosion Korrosionsdauerbruch	VIII B	92, 93, 94
Formgebung	falsche Einschätzung der Belastung	Brüche Verbiegung	III C 6 VI B	36, 37 74
Oberflächenausführung	nichtmetallische Einschlüsse, Überlappungen, flache Oberflächenbearbeitung	örtliche Korrosion	VIII A VIII B	89, 90 92, 93, 94
Verunreinigung	Metallreste von der Bearbeitung, Chemikalien von der Elektropolitur und der Nachbehandlung	örtliche Korrosion	III C 8	50

Tabelle 10

Tabelle 10. *Stichprobenuntersuchung*

Laufende Nr.	Art des Implantates	Chemische Zusammensetzung in %				
		C	Cr	Mo	Ni	Andere
1	Marknagel	0,05	18	2	10	—
2	Marknagel	0,08	18	2	10	Nb
3	Marknagel	0,18	18	2	10	—
4	Marknagel	0,05	18	2	10	—
5	Marknagel	0,07	18	2	10	Ti
6	Marknagel	0,08	18	2	10	Ti
7	Marknagel	0,06	18	2	10	Nb
8	Lamellennagel	0,05	18	2	10	—
9	Platte	0,05	18	2	10	—
10	Schraube	n.b.*	18	2	10	—
11	Schraube	0,25	18	2	10	—
12	Schraube	0,05	18	2	10	—
13	Schraube	0,04	18	2	10	—
14	Schraube	0,03	18	2	10	—
15	Platte	0,05	18	2	10	—
16	Lamellennagel	0,20	18	2	10	—
17	Platte	0,05	18	2	10	—
18	Lamellennagel	0,05	18	2	10	—
19	Marknagel	0,04	18,2	2,2	13,1	—
20	Schraube	0,13	18,3	1,4	15,7	—
21	Draht	0,07	18,3	2,6	12,1	—
22	Marknagel	0,02	18,0	2,5	10,9	—
23	Marknagel	0,06	17,3	2,2	12,1	—
24	Schrauben	0,05	17,1	1,0	11,5	—
25	Lamellennagel	0,06	16,8	2,2	14,4	—
26	Schraube	0,12	16,6	2,4	13,9	—
27	Beilagscheiben	n.b.	15,5	2,7	13,2	—
28	Platte	0,06	17,1	2,3	14,7	—
29	Schraube	0,09	17,3	2,1	11,9	—

29	Summe
100%	Anteil in %

* nicht bestimmt

Tabelle 10   147

nicht eingesetzter Implantate

Störung des Gefügeaufbaues	Anfälligkeit gegen interkr. Korrosion	Ursachen möglicher Schädigungen		
		wesentliche	weitere	keine
Kaltverformung	gut	—	Kaltverformung	
Karbide	gut	—	C Nb	
—	schlecht	C Wärmebeh.	—	
—	mittel	—	Wärmebeh.	
Karbide	gut	—	C Ti	
Karbide, Zeilen	gut	Zeilen	C Ti	
Karbide	gut	—	C Nb	
—	gut	—	—	1
—	gut	—	—	1
örtl. Kaltverf.	gut	—	Kaltverformung	
—	mittel	C	Wärmebeh.	
Kaltverformung	gut	—	Kaltverformung	
Kaltverformung	gut	—	Kaltverformung	
Kaltverformung	gut	—	Kaltverformung	
—	schlecht	Wärmebeh.	—	
—	mittel	C	Wärmebeh.	
—	schlecht	Wärmebeh.	—	
—	gut	—	—	1
—	gut	—	—	1
Kaltverformung	gut	C Mo	Kaltverformung	
Kaltverformung	gut	C	Kaltverformung	
Kaltverformung	gut	—	Kaltverformung	
Kaltverformung	gut	—	Kaltverformung	
Kaltverformung	gut	Mo	Kaltverformung	
—	gut	—	—	1
—	gut	—	—	1
Kaltverformung	gut	Cr	Kaltverformung	
—	gut	—	—	1
—	mittel	C	Wärmebeh.	
		13	19	7
		45%	66%	24%

Literaturverzeichnis

[1] ANDREESEN, R. M.: Monatsschrift Unfallheilkunde *66*, 196—201 (1963).

[2] ASGAR, H., und PEYTON, F. A.: J. Dental Research *40*, 63—86 (1961).

[3] ASTM-A 262—55 T (Boiling Nitric Acid Test).

[4] ASTM-Designation A 380—54 T.

[5] ASTM-A 393—55 T (Acid Copper Sulphate Test).

[6] ASTM-Designation F 55—66 (Stainless Steel Bars and Wire for Surgical Implants).

[7] ASTRUP, T., und SIGGAARD-ANDERSEN, O.: Advanc. clin. Chem. *G*, 1 (1963).

[8] BÄUMEL, A., BÜHLER, H. E., und Mitarb.: Corrosion Sci. *4*, 98—103 (1964).

[9] BÄUMEL, A.: Stahl und Eisen *84*, 798 (1964).

[10] BAXTER, C. R.: Brit. Med. J. *I*, 534—535 (1939).

[11] BECHTOL, CH. O., FERGUSON, A. B., und LAING, P. G.: Metals and Engineering in Bone and Joint Surgery. Baltimore: The Williams & Wilkins Comp. 1959.

[12] BECK, A.: Zbl. Chir. *56*, 2690—2692 (1929).

[13] BIRD, E., und THOMAS, W.: Proc. Soc. exp. Biol. (N.Y.) *112*, 640 (1963).

[14] BLOCH, W., und BECKENSTROEM, J.: Langenbecks Arch. klin. Chir. *277*, 89 (1953).

[15] Böhler u. Co., Mitteilung der Fa. Gebr.: Edelstahlwerke Kapfenberg über „P 420" (1970).

[16] Böhler-Antinit (Antinit AS-Reihe), Druckschr. Gebr. Böhler u. Co. (Chem. beständige Stähle).

[17] BÖHLER, L.: Die Technik der Knochenbruchbehandlung, 12.—13. Auflage. Wien: Maudrich. 1951—1957.

[18] BOWDEN, F. P., WILLIAMSON, J. B. P., und LAING, P. G.: Report of Radioisotope Conference, Vol. 1. London: Butterworth. 1954.

[19] BOWDEN, F. P., WILLIAMSON, J. B. P., und LAING, P. G.: Nature *173*, 520—522 (1954).

[20] BRUNN, W. v.: Kurze Geschichte der Chirurgie. Berlin: Springer. 1928.

[21] BRUSSATIS, F., und MÜLLER, M.: Langenbecks Arch. klin. Chir. *305*, 17 (1963).

[22] BRUSSATIS, F., und NONHOFF, J.: Archiv orthopäd. u. Unfall-Chirurgie *62*, 64—85 (1967).

[23] BURCH, J. E.: Sth. med. J. *51*, 1390—1394 (1958).

[24] BURKHARDT, V.: Langenbecks Arch. klin. Chir. *298*, 260—263 (1961).

[25] BÜRKLE DE LA CAMP, H.: Langenbecks Arch. klin. Chir. *289*, 463—475 (1958).

[26] CAMPELL, E., MEYROWSK, A., und HEYDE, G.: Ann. Surg. *114*, 472 (1941).

[27] CARAFAS, T.: Mellon Institute News (1960).

[28] CHARNLEY, J.: The Closed Treatment of Common Fractures. Edinburgh: E. u. S. Livingstone Ltd. 1950.

[29] Clark, E. G. C., und Hickmann, J.: The Journal of Bone and Joint Surgery *35 B*, 467—473 (1953).
[30] Clark, E. G. C., und Hickmann, J.: The choice of metals. In: Gillis, L.: Modern trends in surgical materials, S. 2—7. London: Butterworth. 1958.
[31] Clark, E. G. C., und Hickmann, J.: J. of Physiology *113*, 1 P—2 P (1954).
[32] Cobalt Monograph: Centre d'Information du Cobalt *1960*, 417, 419.
[33] Cohen, J., und Hammond, G.: The Journal of Bone and Joint Surgery *41 A*, 524 (1959).
[34] Cohen, J.: The Journal of Bone and Joint Surgery *44 A*, 307—316 (1962).
[35] Contzen, H., und Broghammer, H.: Bruns' Beitr. klin. Chir. *208*, 75—84 (1964).
[36] Contzen, H.: Grundlagen der Alloplastik mit Metallen und Kunststoffen. Stuttgart: Georg Thieme 1967.
[37] Contzen, H.: Bruns' Beitr. klin. Chir. *204*, 179—190 (1962).
[38] Cronin, E.: Brit. Med. J. *I*, 643 (1939).
[39] Dederich, R.: Monatsschrift Unfallheilk. *62*, 67—71 (1956).
[40] Degussa, a) Mitteilung der Fa., Frankfurt (1970). b) Druckschrift P 112, S. 16.
[41] Earnshaw, R.: British Dental Journal *110*, 341—346 (1961).
[42] Engell, H. J.: Arch. f. d. Eisenhüttenwesen *29*, 690—693 (1958).
[43] Fässler, H., Sinn, R., und Spähn, H.: Archiv f. d. Eisenhüttenwesen *40*, 693—697 (1969).
[44] Ferguson, A., Laing, P., und Hodge, E.: The Journal of Bone and Joint Surgery *42 A*, 77 (1960).
[45] Fink, C. G., und Smatko, J. S.: J. Electrochem. Soc. *94*, 271—277 (1948).
[46] Fischer, C., und Zitter, H.: Werkstoffe und Korrosion *14*, 754 (1963).
[47] Fischer, C., und Zitter, H.: Werkstoffe und Korrosion *14*, 753 (1963).
[48] Fontana, M. G.: Ind. Engng. Chem. *1954*, April S. 91 A, 93 A; Aug. S. 85 A; Dez. S. 77 A.
[49] France, W. D., und Greene, N. D.: Corrosion *26*, 1—4 (1970).
[50] Frank, E., und Kissler, F.: Chirurg *31*, 206—208 (1960).
[51] Frank, E., und Kissler, F.: Chirurg *32*, 569—571 (1961).
[52] Frank, E.: Chir. Praxis *6*, 63—66 (1962).
[53] Frank, E.: Actuelle chirurgie *2*, 351—356 (1967).
[54] Frank, E.: Hefte zur Unfallheilkunde, Heft 97, 49—52 (1968).
[55] Frank, E.: Kunststoffe in der Chirurgie, S. 215—226. Verlag der Wiener Medizinischen Akademie. 1969.
[56] Frank, E.: Podiumdiskussion der 5. Tagung der Österr. Gesellschaft für Unfallchirurgie, Salzburg (1969).
[57] Frank, E.: Hefte zur Unfallheilkunde, Heft 106, 149—153 (1970).
[58] Gambino, S. R.: Amer. J. clin. Path. *32*, 285—294 (1959).
[59] Gambino, S. R., et al.: Stand. Math. clin. Chem. *5*, 169 (1965).
[60] Gambino, S. R., et al.: Annals N.Y. Acad. Sci. *133*, 259 (1966).
[61] Gisel, A.: Wien. klin. Wschr. *65*, 494 (1953).
[62] Greene, N. D., und Jones, D. A.: Internat. Congress on Metallic Corrosion, Moskau (1966).
[63] Greene, N. D., und Jones, D. A.: J. of Materials *1*, 345—353 (1966).
[64] Gurlt, E.: Geschichte der Chirurgie und ihrer Ausübung. Berlin: Verlag von August Hirschwald. 1898.
[65] Haas, S. L.: Bone Surgery *107*, 1607—1610.
[66] Haase, W.: Arch. orthop. Unfall-Chir. *37*, 606 (1957).

[67] HANNIG, P.: Acta Medicotechnica *18* (1970).

[68] HASLHOFER, L.: Z. Orthop. u. Grenzgeb. *87*, 352 (1956).

[69] HEITZ, E.: Werkstoffe und Korrosion *19*, 773 (1968).

[70] HERBSLEB, G.: Werkstoffe und Korrosion *16*, 929 ff. (1965).

[71] HERBSLEB, G., und SCHWENK, W.: Werkstoffe und Korrosion *18*, 685—694 (1967).

[72] HERZOG, K.: Langenbecks Arch. klin. Chir. *276*, 227—229 (1953).

[73] HEY-GROVES, E. W.: Brit. Jour. Surg. *1*, 438 (1913).

[74] HICKS, H. J.: Chemistry and Industry *28*, 1240—1246 (1964).

[75] HOAR, T. P., und HINES, J. G.: J. Iron Steel Inst. *182*, 124—143 (1956).

[76] HOAR, T. P., und MEARS, D. C.: Proc. Royal Soc. *1966*, 294, 486—510, 1439.

[77] HOUDREMONT, E.: Handbuch der Sonderstahlkunde, S. 18 ff. Berlin-Göttingen-Heidelberg: Springer. 1956.

[78] JESPER, H., und GRÜTZNER, G.: Nickelbericht *22* (1964).

[79] JOO, B.: Psychiat. Neurol. Wschr. *34*, 321—322 (1932).

[80] KÜNTSCHER, G.: Klin. Wschr. Heft 1 und 2 (1940).

[81] KÜSTER, E.: Geschichte der neueren deutschen Chirurgie. Stuttgart: Ferdinand Enke. 1915.

[82] KOHL, H.: Berg- u. Hüttenmännische Mh. *111*, 454—460 (1966).

[83] KOHL, H.: Dissertation, Mont. Hochschule Leoben (1970).

[84] Korrosion der Metalle. Begriffe DIN 50900 (November 1960).

[85] Korrosionsgrößen bei ebenmäßigem Angriff. DIN 50901 (August 1957).

[86] Korrosionsversuche. DIN 50905 (November 1952).

[87] KUBISCH, C.: Dissertation, Mont. Hochschule Leoben (1966).

[88] KUNER, E., und WELLER, S.: Dtsch. med. Wschr. *93*, 108—112 (1968).

[89] LAMBOTTE, A.: L'intervention opératoire dans les fractures. 1913.

[90] LANGE, W.: 28. Verh. Dtsch. Orthop. Ges., 46. Kgr., S. 427.

[91] LANE, W. A.: Lancet *2*, 1500 (1893).

[92] LAING, P. G.: The Journal of Bone and Joint Surgery *40 A*, 853—869 (1958).

[93] LUDWIGSON, D. C.: Journal of Metals *1964*, 226—231.

[94] MENEGAUX, G., ODIETTE, D., und MOYSE, P.: Presse Médicale *42*, 844 (1934).

[95] Metals Handbook, Vol. 1, 8. Aufl. a) S. 444, b) S. 449, c) S. 463, d) S. 467—468, f) S. 522, g) S. 803, h) S. 1181—1191, 1201. American Soc. for Metals, Ohio.

[96] MORITZ, E., und SCHEUBA, G.: Acta chirurgica Austriaca *2*, 112—119 (1970).

[97] MORRAL, F. R.: Journal of Materials *1*, 384—412 (1966).

[98] MÜLLER, M. E.: Merkblätter f. Osteosynthesefragen, St. Gallen. 1961.

[99] MÜLLER, M. E., ALLGÖWER, M., und WILLENEGGER, H.: Manual der Osteosynthese. Berlin-Heidelberg-New York: Springer. 1969.

[100] NICOLE, R.: Metallschädigung bei Osteosynthesen. Helv. chir. Acta, Suppl. *3*, 1—74 (1947).

[101] NIGST, A., und WAIBEL, P.: Schweiz. med. Wschr. *1955*, 557—561.

[102] NONHOFF, J.: Metallkundliche Untersuchungen der bei Osteosyntheseoperationen verwendeten Implantate. Dissertation, Münster (1965).

[103] Odelga, Mitteilung der Fa., Wien, über eine von dieser Firma veranlaßte und in den Versuchsanstalten der Fa. Böhler durchgeführte Untersuchung der kritischen Stelle am Nagel nach einer vom Kunden seinerzeit veranlaßten Formänderung.

[104] PHELPS, E. H.: Corrosion *18*, 239 t (1962).

[105] Platingeräten, Richtiger Umgang mit, Druckschrift Liste P 112 der Fa. Degussa, Hanau, S. 16.

[106] PURCELL, F. M., et al.: Clin. Chem. 7, 536 (1961).

[107] POURBAIX, M.: Werkstoffe und Korrosion 15, 826 ff. (1964).

[108] ROHN, R. J., BOND, W. H., und KLOTZ, L. J.: J. Indiana State Med. Assoc. 46, 1253—1260 (1953).

[109] Rost- und säurebeständige Stähle. Druckschr. Nr. 400, Stahlwerke Südwestfalen, S. 151—156 (April 1970).

[110] RÜDIGER, O., HOFFMANN A., und HIRSCHFELD, D.: Techn. Mitt. Krupp, Forsch. Ber. 28, 1—8 (1970).

[111] RUNNE, H. J., und MORITZ, H.: Korrosionsschäden und Metallosen nach Osteosynthesen. Zbl. Chir. 86, 2341—2349 (1961).

[112] SCALES, J. T., und ZAREK, J. M.: The Journal of Bone and Joint Surgery 37 B, 527—528 (1955).

[113] SCALES, J. T., WINTER, G. D., und SHIRLEY, H. T.: The Journal of Bone and Joint Surgery 41 B, 810—820 (1959).

[114] SCHARITZER, E.: Unfallheilkunde, Heft 79 (1964).

[115] SCHEER, L.: Was ist Stahl, S. 97 ff. Berlin-Heidelberg-New York: Springer. 1968.

[116] SCHEUBA, G.: Arch. orthop. Unfall-Chir. 68, 204—218 (1970).

[117] SCHEUBA, G.: Mschr. Unfallheilk. 72, 388 (1969).

[118] SCHINK, W.: Chirurg. Praxis 6, 59—62 (1962).

[119] Schoeller-Bleckmann, Mitteilung der Fa., Stahlwerke AG. Ternitz über „Phönix Edelweiß Amos" (1970).

[120] SCHÖNBAUER, L.: Lehrbuch der Chirurgie. Wien: Deuticke. 1950.

[121] SCHUSTER, J.: Mschr. Unfallheilk. 73, 13—26 (1970).

[122] SCHUSTER, J.: Münchner Med. Wschr. 36, 1590—1594 (1970).

[123] SCHWARZ, W.: Z. Metalle 10, 513—519, 921—925 (1956).

[124] SCHWENK, W., und BÜHLER, H. E.: Corr. Science 3, 261 (1963).

[125] SCHWENK, W.: Corr. Science 5, 245 (1965).

[126] SCHWERDTFEGER, J. M.: J. Res. Nat. Bur. Stand. 58, 145—153 (1957).

[127] SEEL, F.: Grundlagen der Analytischen Chemie, S. 162. Weinheim: Verlag Chemie. 1960.

[128] SIGGARD-ANDERSEN, O.: Scand. J. clin. Lab. Invest. 15, Suppl. 70 (1963).

[129] SIGERIST, H. E.: Große Ärzte. München: Lehmann-Verlag. 1932.

[130] SOMMERKAMP, G., und BOMKE, H. A.: Klin. Wschr. 42, 392 (1964).

[131] SOMOGYI, S., BERENTEYN, G., und FORGACS, ST.: Zbl. Chir. 83, 983—991 (1958).

[132] SPÄHN, H., SPECKHARDT, H., und WESSLING, W.: Chemie-Ingenieur-Technik 4, 407—417 (1966).

[133] SPÄHN, H., und STEINHOFF, U.: Werkstoffe und Korrosion 20, 733—749 (1969).

[134] Stahl-Eisen-Prüfblatt 1875—61, 2. Ausgabe (Januar 1961).

[135] Stahl-Eisen-Liste des Vereins Deutscher Eisenhüttenl., 3. Auflage, S. 112 (1969).

[136] Stahl-Einsatz-Liste des VDEh, 430—66. (Nichtrostende Stähle und Legierungen f. med. Zwecke.)

[137] STEIN, H.: Der Deutsche Militärarzt, Heft 3, S. 135 (1941).

[138] STERN, M.: Corrosion 14, 440 t (1958).

[139] STERN, M., und WEISERT, E.: Proceed. ASTM 59, 1280 (1959).

[140] STRAUMANN, E., STEINEMANN, S., POHLER, O., WILLENEGGER, H., und SCHENK, R.: Langenbecks Arch. klin. Chir. *305*, 21 (1963).
[141] STOFFELS, H., und SCHWENK, W.: Werkstoffe und Korrosion *12*, 493—500 (1961).
[142] STREICHER, M. A.: Amer. Soc. Test. Mat. Bull. *1953*, 35—38.
[143] STREICHER, M. A.: J. Electrochem. Soc. *103*, 375—390 (1956).
[144] STREICHER, M. A.: Amer. Soc. Test. Mat. Bull. *1958*, 77—86.
[145] Tantal und Niob, S. 8—10 (Druckschrift der Fa. Heraeus).
[146] Titan, Tikrutan, Seite 14, 17, 18, 31—33 (Druckschrift der Fa. F. Krupp, Schmiede und Gießerei, Essen).
[147] TOFAUTE, W.: Techn. Mitteilungen Krupp, Werksbericht *20*, 181 (1962); *14*, 57 (1956).
[148] TÄGER, K. H.: Der Chirurg, Heft 3, S. 129—131 (1962).
[149] UHLIG, H. H.: J. Elektrochem. Soc. *94*, 396—400 (1948).
[150] Unmagnetische Stähle, S. 31, 33. Druckschrift Edelstahlwerk Witten (1967).
[151] VENABLE, C. S., STUCK, W. G., und BEACH, A.: Annals of Surgery *1937*, 917—934.
[152] VENABLE, S. C., und STUCK, W. G.: J. American Medical Association *111*, 1349 (1938).
[153] VENABLE, C. S., und STUCK, E. G.: The Internal Fixation of Fractures. Oxford: Blackwell Scientific Publications Ltd. 1947.
[154] WARREN, D.: Amer. Soc. Test. Mat. Bull. Mag. *1958*, 45—56.
[155] WATSON-JONES, R.: Fractures and Joint Injuries. Livingstone Ltd. 1957.
[156] Werkstoffhandbuch Stahl und Eisen, Kap. C 1, C 11. Verein Deutscher Eisenhüttenleute. Düsseldorf: Verlag Stahleisen m. b. H. 1965.
[157] Werkstoffnormen Stahl und Eisen, 21. Auflage, S. 231—232 (1967).
[158] WIEDERHOLT, W., und TÖDT, F.: Korrosion und Korrosionsschutz, 2. Auflage. Berlin: Walter de Gruyter u. Co. 1961.
[159] WRIGHT, J. K., und AXON, H. J.: The Journal of Bone and Joint Surgery *38 B*, 745—753 (1956).
[160] ZAPFFE, C. A.: Metal Progress *1955*, 95—98.
[161] ZITTER, H.: Archiv f. d. Eisenhüttenwesen *28*, 401—416 (1951).
[162] ZITTER, H.: Habilitationsschrift, Mont. Hochschule Leoben (1962).
[163] ZITTER, H.: Metallurg. Symposium im Rahmen des Chirurgenkongresses in Salzburg. 1969.
[164] ZRUBECKY, G., und KRICKL, E.: Mschr. Unfallheilk. *58*, 86—92 (1955).

Sachverzeichnis

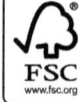

MIX
Papier aus verantwortungsvollen Quellen
Paper from responsible sources
FSC® C105338

If you have any concerns about our products,
you can contact us on
ProductSafety@springernature.com

In case Publisher is established outside the EU,
the EU authorized representative is:
**Springer Nature Customer Service Center GmbH
Europaplatz 3, 69115 Heidelberg, Germany**

Printed by Libri Plureos GmbH
in Hamburg, Germany